高血压
精选家常菜

李宁 编著

北京协和医院营养科临床营养师、副教授
全国妇联项目专家组成员

中国轻工业出版社

图书在版编目（CIP）数据

高血压精选家常菜 / 李宁编著 . —北京：中国轻
工业出版社，2021.5
ISBN 978-7-5184-2870-0

Ⅰ . ①高… Ⅱ . ①李… Ⅲ . ①高血压－食物疗法
Ⅳ . ① R247.1

中国版本图书馆 CIP 数据核字（2020）第 019842 号

责任编辑：付　佳
策划编辑：翟　燕　付　佳　　责任终审：张乃东　　封面设计：悦然文化
版式设计：杨　丹　　　　　　责任校对：晋　洁　　责任监印：张京华

出版发行：中国轻工业出版社（北京东长安街 6 号，邮编：100740）
印　　刷：北京博海升彩色印刷有限公司
经　　销：各地新华书店
版　　次：2021 年 5 月第 1 版第 2 次印刷
开　　本：710×1000　1/16　印张：12
字　　数：200 千字
书　　号：ISBN 978-7-5184-2870-0　定价：39.90 元
邮购电话：010-65241695
发行电话：010-85119835　传真：85113293
网　　址：http://www.chlip.com.cn
Email：club@chlip.com.cn
如发现图书残缺请与我社邮购联系调换
210472S2C102ZBW

高血压是一种慢性病，日常的饮食调理很重要，那到底该如何吃、吃什么，才能既防止血压升高，又能满足一个人的日常需求，享受健康的生活呢？

只要掌握了科学的饮食方法，合理控制血压就不是难题，在日常饮食中注意低盐、控制热量摄入、多吃新鲜水果蔬菜等，都能够有效预防血压升高。

本书为广大高血压患者量身打造了营养健康食谱，分为三章：

第1章通过七节微课，告诉读者高血压患者一日三餐需要注意哪些细节；第2章详细讲解家常降压餐的搭配和做法，用五谷杂粮、时令蔬果、肉蛋、水产等做出美味佳肴，既营养又健康；第3章介绍高血压并发症的饮食疗法，针对高血压容易并发的6种症状，给出合理的饮食调理方案。

本着"简单易做、营养全面、美味健康"的原则，本书从诸多食物中遴选出50多种特效降压食材，精心制作近200道美味食谱，每道食谱都给出详细的操作步骤，既方便烹调，又色香味俱全，更重要的是有很好的降压效果。

得了高血压完全不必有心理负担，除了遵医嘱合理用药外，饮食控压也很有效。只要按照书中的食谱去做，吃对吃好一天三顿饭，平稳降血压就是一件很轻松的事情。

目录

高血压食谱 3 大关键点

一高五低 / 11

远三白，近三黑 / 13

两多两少一戒 / 14

第 1 章

七节微课
轻松玩转高血压饮食

第一节课：简单两步，找到适合自己的饮食 / 18

第一步 计算每天需要的总热量 / 18

第二步 一日三餐吃多少 / 20

第二节课：调控进食量，管住血压和体重 / 22

进餐控食有妙招 / 22

量化控食法 / 22

第三节课：改变"重口味"，巧用烹饪技法来限盐 / 24

讲究烹饪方法 / 24

巧用替代品，减少用盐量 / 25

第四节课：补充膳食纤维，排便通畅、稳血压 / 26

增加膳食纤维的摄入量 / 26

第五节课：少吃点油，多吃些鱼 / 27

减少烹调油摄入量的方法 / 27

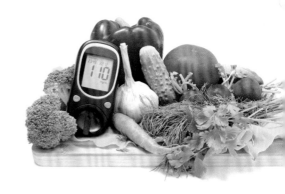

第六节课：荤素巧搭配，稳血压更营养 / 28

长期素食容易患营养不良、贫血 / 28

食物合理搭配有利于降血压 / 28

第七节课：三餐这样吃，营养又降压 / 29

早餐多样化，耐饥又营养 / 29

午餐要"杂"，稳定血压降血脂 / 29

晚餐要"淡"，保护血管不生锈 / 30

第 2 章

吃对每餐
合理搭配，营养又降压

谷薯豆类 / 32

每天摄入全谷物和杂豆类 50 ~ 150 克 / 32

每天摄入薯类 50 ~ 100 克 / 32

多种颜色杂粮搭配着吃 / 33

如果主食中加油盐，炒菜时就要少放 / 33

玉米·补充膳食纤维和胡萝卜素 / 34

玉米绿豆粥 粥膳 / 34

松仁玉米 热菜 / 35

蒸玉米棒 主食 / 35

玉米面发糕 主食 / 36

玉米莲藕排骨汤 汤羹 / 37

小米·补充膳食纤维、钾、B 族维生素 / 38

小米南瓜粥 粥膳 / 38

胡萝卜小米粥 粥膳 / 39

杂粮馒头 主食 / 39

薏米·降脂祛湿好食材 / 40
薏米枸杞粥 粥膳 / 40
冬瓜薏米瘦肉汤 汤羹 / 41
燕麦·促进钠盐排出 / 42
豆浆燕麦粥 粥膳 / 42
麦片南瓜粥 粥膳 / 43
燕麦香蕉卷饼 主食 / 43
凉拌燕麦面 主食 / 44
红豆燕麦小米糊 饮品 / 45
红薯·保持血管弹性，稳定血压 / 46
蒸红薯 主食 / 46
红薯大米粥 粥膳 / 47
黄豆·补充钾元素和优质蛋白质 / 48
黄豆小米糊 饮品 / 48
红枣花生豆浆 饮品 / 49
海带黄豆粥 粥膳 / 49
红豆·富含钾元素，排出多余钠 / 50
红豆薏米糙米饭 主食 / 50
莲子花生红豆粥 粥膳 / 51
绿豆·利尿排钠，辅助降血压 / 52
荸荠绿豆粥 粥膳 / 52
百合绿豆薏米粥 粥膳 / 53
绿豆汤 汤羹 / 53
土豆·保钾排钠，防止血压升高 / 54
凉拌土豆片 凉菜 / 54
醋熘土豆丝 热菜 / 55
土豆饼 主食 / 55

蔬菜类 / 56
每天摄入 300 ~ 500 克蔬菜 / 56
低热高纤的"312"搭配 / 57
番茄·蔬菜中的降压明星 / 58
番茄烧豆腐 热菜 / 58
番茄炖牛腩 热菜 / 59
苦瓜番茄玉米汤 汤羹 / 59
茄子·保护血管 / 60
蒜泥茄子 凉菜 / 60
家常茄子 热菜 / 61
肉末烧茄子 热菜 / 61
洋葱·补充膳食纤维，调脂降压 / 62
洋葱拌木耳 凉菜 / 62
洋葱炒鸡蛋 热菜 / 63
洋葱肉丝汤 汤羹 / 63
南瓜·促进排钠，保护血管 / 64
红枣蒸南瓜 热菜 / 64
南瓜紫米粥 粥膳 / 65
南瓜绿豆汤 汤羹 / 65
南瓜糙米饭 主食 / 66
南瓜沙拉 凉菜 / 67
黄瓜·利尿降脂，控血压 / 68
拍黄瓜 凉菜 / 68
金针菇拌黄瓜 凉菜 / 69
甜椒炒黄瓜 热菜 / 69
冬瓜·减肥降压功效好 / 70
冬瓜烩虾仁 热菜 / 70
海带冬瓜排骨汤 汤羹 / 71

菠菜・抗氧化，降血脂 / 72
花生菠菜 凉菜 / 72
菠菜炒鸡蛋 热菜 / 73
菠菜猪血汤 汤羹 / 73
油菜・利尿通便 / 74
海米拌油菜 凉菜 / 74
香菇油菜 热菜 / 75
紫甘蓝・降压调脂 / 76
凉拌紫甘蓝 凉菜 / 76
紫甘蓝拌掐菜 凉菜 / 77
紫甘蓝鸡丝 热菜 / 77
西蓝花・增强血管弹性，调节血压 / 78
什锦西蓝花 凉菜 / 78
蒜蓉西蓝花 热菜 / 79
双色菜花 热菜 / 79
牛肉炒西蓝花 热菜 / 80
西蓝花炒虾仁 热菜 / 81
茼蒿・利尿，清热 / 82
双仁拌茼蒿 凉菜 / 82
茼蒿烧豆腐 热菜 / 83
淡菜茼蒿汤 汤羹 / 83
芦笋・增强毛细血管弹性 / 84
炝炒芦笋 热菜 / 84
鲜虾芦笋 热菜 / 85
芦笋鲫鱼汤 汤羹 / 85
莴笋・调脂减肥 / 86
凉拌莴笋丝 凉菜 / 86
山药炒莴笋 热菜 / 87
鲜虾莴笋汤 汤羹 / 87

胡萝卜・明目，保护血管 / 88
豆腐丝拌胡萝卜 凉菜 / 88
胡萝卜馅饼 主食 / 89
胡萝卜炖羊肉 热菜 / 89
炒三丁 热菜 / 90
胡萝卜芹菜叶粥 粥膳 / 90
胡萝卜玉米棒骨汤 汤羹 / 91
白萝卜・顺气，利尿 / 92
椒油白萝卜 凉菜 / 92
萝卜羊肉蒸饺 主食 / 93
虾皮萝卜汤 汤羹 / 93
苦瓜・清火解毒，降压降脂 / 94
苦瓜拌木耳 凉菜 / 94
蒜蓉苦瓜 热菜 / 95
苦瓜菊花瘦肉汤 汤羹 / 95
茭白・排钠降压 / 96
凉拌茭白丝 凉菜 / 96
茭白炒肉片 热菜 / 97
香菇茭白汤 汤羹 / 97
豌豆苗・促便，控血压 / 98
凉拌豌豆苗 凉菜 / 98
素炒豌豆苗 热菜 / 99
三丝豆苗汤 汤羹 / 99
香菇・保护血管 / 100
蒸三素 热菜 / 100
香菇西蓝花 热菜 / 101
香菇鸡汤 汤羹 / 101
金针菇・通便，清热 / 102
金针菇拌鸡丝 凉菜 / 102
素炒金针菇 热菜 / 103
金针菠菜豆腐汤 汤羹 / 103

海带·降低血液黏度，补充碘 /104

白菜心拌海带 凉菜 /104

海带排骨汤 汤羹 /105

木耳·清肠降脂，预防血栓 /106

凉拌双耳 凉菜 /106

爽口木耳 凉菜 /107

木耳蒸蛋 热菜 /107

木耳烧圆白菜 热菜 /108

木耳鸭血汤 汤羹 /109

紫菜·补碘，促便 /110

紫菜豆腐汤 汤羹 /110

紫菜包饭 主食 /111

虾仁紫菜汤面 主食 /111

水果类 /112

水果含有丰富的维生素和矿物质，
可护血管、降血压 /112

每天吃 200 ~ 350 克水果 /113

苹果·软化血管，降血压 /114

香蕉苹果豆浆 饮品 /114

苹果莲藕汁 饮品 /115

香蕉·补钾，降压 /116

香蕉苹果奶昔 饮品 /116

香蕉奶香麦片粥 粥膳 /117

香蕉百合银耳汤 汤羹 /117

西瓜·利尿消肿 /118

西瓜黄瓜汁 饮品 /118

凉拌西瓜翠衣 凉菜 /119

山楂·利尿降压 /120

山楂烧豆腐 热菜 /120

山楂消脂粥 粥膳 /121

山楂牛肉汤 汤羹 /121

二豆山楂汤 汤羹 /122

山楂荷叶茶 饮品 /123

猕猴桃·通便利尿 /124

黄瓜猕猴桃汁 饮品 /124

猕猴桃银耳羹 汤羹 /125

鸡蛋水果沙拉 凉菜 /125

橘子·明目，抗氧化 /126

姜枣橘汁 饮品 /126

橘杞银耳羹 汤羹 /127

柚子·补钾，降压 /128

香拌柚块 凉菜 /128

柚子炖鸡 热菜 /129

蜂蜜柚子茶 饮品 /129

肉蛋奶类 /130

精准掌握每天的进食量 /130

牛瘦肉·富含锌和蛋白质，有利于
稳定血压 /132

牛肉馅饼 主食 /132

牛肉拉面 主食 /133

萝卜炖牛腩 热菜 /134

金针牛肉 热菜 /134

土豆牛肉汤 汤羹 /135

鸡肉·改善血管弹性 /136

荷兰豆拌鸡丝 凉菜 /136

板栗烧鸡 热菜 /137

土豆蒸鸡块 热菜 /138

红枣莲子鸡汤 汤羹 /138

鸡丝凉面 主食 /139

鸭肉·清热利尿 /140

鸭肉拌黄瓜 凉菜 /140

芋头烧鸭 热菜 /141

莲藕鸭肉汤 汤羹 /141

鸡蛋·改善血液循环和血压状态 /142

韭菜炒鸡蛋 热菜 /142

香菇蒸蛋 热菜 /143

番茄鸡蛋汤 汤羹 /143

牛奶·补钙，稳血压 /144

牛奶蒸蛋 热菜 /144

花生核桃豆奶 饮品 /145

水产类 /146

鱼类富含不饱和脂肪酸，可预防心脑血管
疾病 /146

带鱼·补锌补钙 /148

香菇烧带鱼 热菜 /148

红烧带鱼 热菜 /149

鲫鱼·补充优质蛋白质 /150

香菇蒸鲫鱼 热菜 /150

木瓜煲鲫鱼 汤羹 /151

红豆鲫鱼汤 汤羹 /151

三文鱼·补充 DHA /152

清蒸三文鱼 热菜 /152

三文鱼蒸蛋 热菜 /153

三文鱼香菇粥 粥膳 /153

金枪鱼·补钙，调血压 /154

红烧金枪鱼 热菜 /154

金枪鱼沙拉 凉菜 /155

牡蛎·补锌，稳血压 /156

清蒸牡蛎 热菜 /156

牡蛎小米粥 粥膳 /157

牡蛎豆腐汤 汤羹 /157

其他类 /158

橄榄油·保护心脑血管 /160

凉拌豇豆 凉菜 /160

土豆沙拉 凉菜 /161

香油·润肠通便 /162

凉拌海蜇 凉菜 /162

菠菜拌豆芽 凉菜 /163

醋·增鲜提味控盐 /164

糖醋心里美萝卜 凉菜 /164

醋熘绿豆芽 热菜 /165

绿茶·清热消肿 /166

柠檬绿茶 饮品 /166

绿茶娃娃菜 热菜 /167

生姜·促进血液循环 /168

姜汁菠菜 凉菜 /168

第 3 章　防治高血压并发症饮食疗法

高血压合并糖尿病　/ 170
增加富含膳食纤维的蔬菜，控制全天
总热量　/ 170
主食要精中有粗，适量摄入薯类　/ 170
选择血糖生成指数（GI）低的食物　/ 171
水果可以吃，每日不多于 150 克　/ 171
甜食要限制，警惕"无糖食品"　/ 171
杂粮饭　主食　/ 172
凉拌生菜　凉菜　/ 173
双耳焓苦瓜　凉菜　/ 173

高血压合并痛风　/ 174
亲近低嘌呤，适量中嘌呤，远离高嘌呤 / 174
首选凉拌菜和蒸煮菜　/ 175
合理选择粗粮　/ 175
凉拌苦瓜　凉菜　/ 176
蔬菜蒸蛋　热菜　/ 177
土豆白菜汤　汤羹　/ 177

高血压合并血脂异常　/ 178
减少动物性脂肪的摄入　/ 178
选择富含不饱和脂肪酸的食物　/ 178
晚餐要吃七成饱　/ 178
食物选择坚持"三低一高"　/ 179
黑米面馒头　主食　/ 180
南瓜鲜虾藜麦沙拉　凉菜　/ 181
魔芋烧肉　热菜　/ 181

高血压合并冠心病　/ 182
每天摄入胆固醇＜ 200 毫克　/ 182
饮食宜清淡，限制脂肪的摄入　/ 182
选富含油酸的食用油和富含多不饱和
脂肪酸的海鱼　/ 183
多吃富含钾和维生素 C 的蔬果　/ 183
花生雪梨粥　粥膳　/ 184
彩椒炒玉米　热菜　/ 185
醋熘白菜　热菜　/ 185

高血压合并肾功能不全　/ 186
限制蛋白质的摄入量　/ 186
保证机体的热量需求　/ 186
钙、铁的摄入要充足　/ 186
忌摄入过多的钾　/ 187
忌吃咸菜、咸肉等高盐食物　/ 187
避免一次性大量喝水　/ 187
牛奶燕麦粥　粥膳　/ 188
微波茄汁冬瓜　热菜　/ 188
洋葱炒土豆片　热菜　/ 189
玉米面馒头　主食　/ 189

高血压合并脑卒中　/ 190
限制脂肪和胆固醇的摄入　/ 190
补充优质蛋白质　/ 190
控制总热量　/ 190
补充膳食纤维，预防便秘　/ 190
玉米苹果沙拉　凉菜　/ 191
鲤鱼炖冬瓜　热菜　/ 192
薏米山药粥　粥膳　/ 192

高血压食谱 3 大关键点

一高五低

高膳食纤维	膳食纤维可吸附肠道内的有害物质，促进排便，促使升高血压的钠离子排出体外。	**富含膳食纤维的食物** 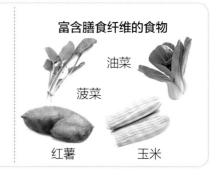 菠菜　油菜 红薯　玉米
低脂肪	低脂肪食物热量通常较低，有利于控制体重；也不会摄入过量的饱和脂肪酸，有利于预防和控制高血压。	**常见低脂食物** 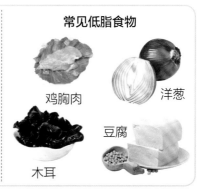 鸡胸肉　洋葱 木耳　豆腐
低盐	钠盐是引起血压升高的主要诱因。对于已经患高血压的人来说，控制食盐的摄入量是有效控制血压的方法之一。	**远离高盐食物** 汉堡包　方便面 午餐肉　腌制食品

低糖

高血压患者摄入过多的糖，血糖就会突然升高，高血压和高血糖通常相互关联，不但使心脑血管的损害雪上加霜，而且特别容易伤害肾、眼等器官。所以，高血压患者一定要限制糖的摄入，少吃甜点等高糖食物。

常见低糖食物

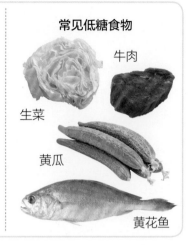

生菜　牛肉

黄瓜

黄花鱼

低胆固醇

高血压患者必须限制高胆固醇食物的摄取量，否则会导致病情加重。胆固醇的摄入量一般每天不超过300毫克，这相当于一个鸡蛋中胆固醇的含量。

慎食高胆固醇食物

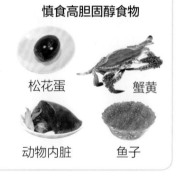

松花蛋　蟹黄

动物内脏　鱼子

低热量

热量过剩会导致体重增加，体重增加会引起血压升高。通过对体重的控制可使高血压发生率减少28%～48%。在特殊的节日里，少不了大鱼大肉，这时高血压患者就要适当摄入一些助消化、解油腻的食物。

助消化、解油腻食物

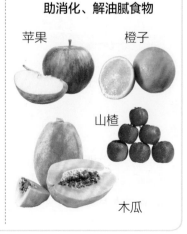

苹果　橙子

山楂

木瓜

远三白，近三黑

◆ 三白：盐、白糖、肥肉

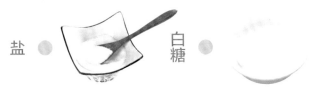

盐 ●

白糖 ●

肥肉 ●

一般普通人每日盐摄入量应在 6 克以下，高血压患者应控制在 5 克以下。病情较重、有并发症者需控制在 3 克以下。不要忽略酱油等调味料所含的盐。

烹调时也要少加糖，如果喜欢用糖调味，要严格控制用量。每天添加糖的摄入量不超过 50 克。

慎食猪油、肥羊、五花肉、鸡皮等。

◆ 三黑：木耳、黑米、黑豆

木耳 ●
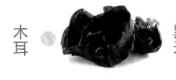

黑米 ●
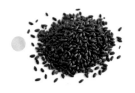

黑豆 ●
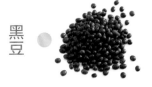

木耳中含有利于抗凝的物质，能阻止胆固醇在血管上沉积和凝结，被人们称为"食品中的阿司匹林"。最常见的吃法是凉拌木耳和木耳炒白菜。

黑米中的钾、镁等矿物质有利于控制血压、减少患心脑血管疾病的风险。可以每周吃 2 ～ 3 次黑米粥，也可以在每天蒸米饭时加入少许黑米，做成软糯可口的"二米饭"。

黑豆中富含的钾能维持细胞内外渗透压，帮助排出多余的钠，可降血压。

两多两少一戒

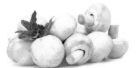

多吃含钾、钙食物

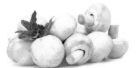

口蘑

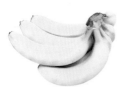

香蕉

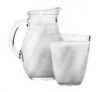

牛奶

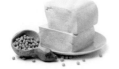

大豆制品

高钾食物可以抑制钠的吸收，并促使钠从尿液中排出，降低体内钠含量；同时，还可以对抗钠升高血压的不利影响，对血管有防护作用。

常见高钾食物表

食物名称	每 100 克可食部含钾量
口蘑	3106 毫克
紫菜（干）	1796 毫克
红豆	860 毫克
香蕉	256 毫克

数据来源：《中国食物成分表标准版（第 6 版）》

钙不仅可以使骨头强健有力，对软组织也有益；同时，适当补钙还可以保持血压稳定，因为血液中的钙可以强化、扩张动脉血管，还可以增加尿钠排泄，减轻钠对血压的不利影响。

常见高钙食物表

食物名称	每 100 克可食部含钙量
木耳（干）	247 毫克
黄豆	191 毫克
油菜	108 毫克
牛奶	104 毫克

多吃蔬菜和水果

蔬菜与水果中含有丰富的维生素 C 和膳食纤维。维生素 C 能有效抗氧化，保护血管，还能促进胆固醇转化成胆酸排出体外，降低血清胆固醇，使血流畅通，从而控制血压。

宜常吃的蔬果

菠菜	油菜	柚子
土豆	番茄	猕猴桃

少吃加工食品

加工食品往往存在"三高"问题，即：盐含量高、脂肪含量高、添加剂含量高，过多食用会增加血压升高的风险。

要少吃的加工食品

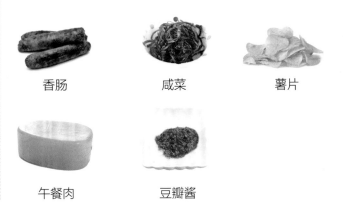

香肠	咸菜	薯片
午餐肉	豆瓣酱	

少喝酒

饮酒是引发高血压的危险因素之一，酒不仅会使血压升高，还会增加热量的摄入，使体重增加，降低抗高血压药物的疗效。血压正常人群如果饮酒，尽可能饮用低度酒，并控制量，而高血压患者应远离酒精。

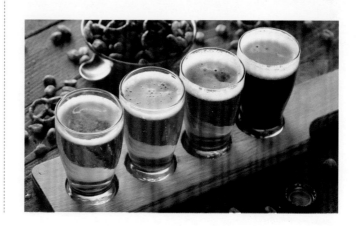

戒烟

吸烟对血压的影响很大。因为烟草中的尼古丁、烟焦油、一氧化碳、氨及芳香化合物等有害成分会进入体内，长期吸烟会逐步造成内皮细胞受损，使心率增快，肾上腺素分泌增加，导致血压升高。此外，香烟中的一些化学成分还有收缩血管等效应，使血压进一步升高。因此，为了健康请彻底戒烟！

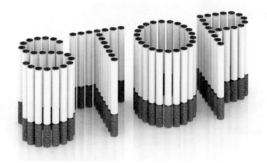

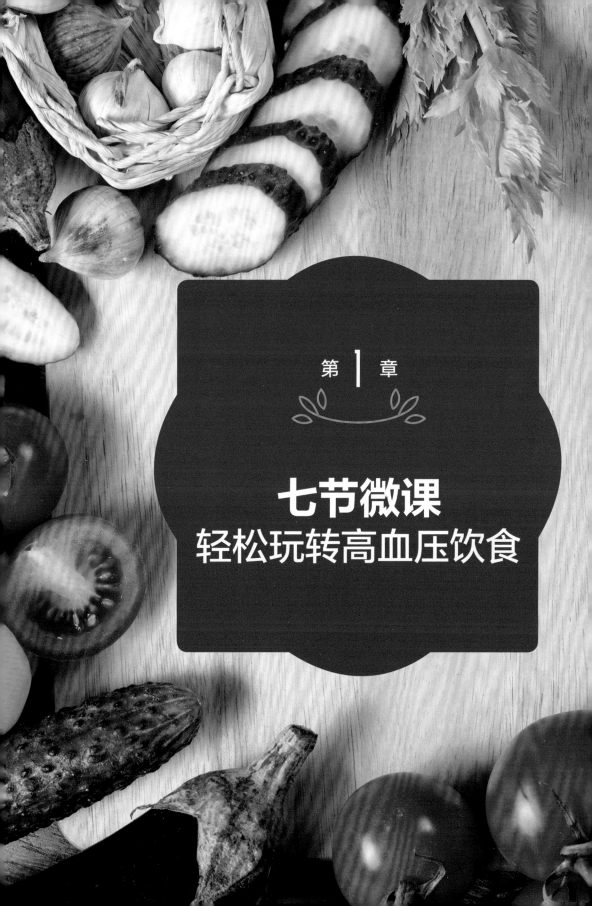

第 1 章

七节微课
轻松玩转高血压饮食

第一节课：
简单两步，找到适合自己的饮食

 第一步 计算每天需要的总热量

● 计算标准体重

例如，一位女性高血压患者王女士，没有并发症，年龄40岁，身高160厘米，体重75千克，从事会计工作。计算她的标准体重如下：

标准体重（千克）=身高（厘米）−105=160−105=55千克

● 计算体重指数（BMI）

体重指数主要用来判断现有体重是否正常。

$$体重指数（BMI）=现有体重（千克）÷[身高（米）]^2$$

王女士的体重指数（BMI）=75÷（1.60）^{2}=29.3

中国成年人体重指数标准

消瘦	正常	超重	肥胖
<18.5	18.5～23.9	24～27.9	≥28

用计算的体重指数数值对照上述标准得知，患者王女士属于肥胖。

◆ 判断劳动强度

劳动强度一般分为五种情况：极轻体力劳动、轻体力劳动、中等体力劳动、重体力劳动和极重体力劳动，具体界定方法如下：

劳动强度分级的参考标准

极轻体力劳动	以坐着为主的工作，如会计、秘书等办公室工作
轻体力劳动	以站着或少量走动为主的工作，如教师、售货员等
中等体力劳动	如学生的日常活动等
重体力劳动	如体育运动、非机械化农业劳动等
极重体力劳动	如非机械化的装卸、伐木、采矿、砸石等

已知患者王女士从事的是会计工作，属极轻体力劳动。

◆ 查出每日每千克标准体重需要的热量

不同劳动强度	每日每千克标准体重所需要的热量（千卡）
极轻体力劳动	30 ~ 35
轻体力劳动	35 ~ 40
中等体力劳动	40 ~ 45
重体力劳动	45 ~ 50
极重体力劳动	50 ~ 55

患者王女士身体肥胖，所需热量应再降一档，对应的热量供给值是 25 ~ 30 千卡。

◆ 计算每日所需总热量

标准体重（千克）× 每日每千克标准体重需要的热量（千卡）= 55 ×（25 ~ 30）=1375 ~ 1650 千卡，每天所需热量这里取 1500 千卡。

一日三餐吃多少

● 一日三餐的热量应该怎样分配

营养学研究表明，一日三餐热量的合理分配方案是：早餐占当天总热量的25% ~ 30%；午餐占 30% ~ 40%；晚餐占 30% ~ 40%。可根据职业、劳动强度和生活习惯适量调整。这是符合健康人一天生理活动热量需求的，大体上也适合高血压患者。

在前面的例子中计算出了王女士每天需要的总热量约为 1500 千卡。如果按早餐、午餐、晚餐 25% ~ 30%、30% ~ 40%、30% ~ 40% 的比例来分配三餐的热量，计算如下：

早餐的热量 =1500 千卡 ×（25% ~ 30%）=375 ~ 450 千卡

午餐的热量 =1500 千卡 ×（30% ~ 40%）=450 ~ 600 千卡

晚餐的热量 =1500 千卡 ×（30% ~ 40%）=450 ~ 600 千卡

● 一日三餐的营养需求

碳水化合物占全天摄入总热量的 50% ~ 65%，蛋白质占全天摄入总热量的15%，脂肪占全天摄入总热量的 20% ~ 30%，胆固醇每天限制在 300 毫克以内。每天蔬菜的食用量在 300 ~ 500 克，水果的食用量为 200 ~ 350 克。

碳水化合物	▷	占全天摄入总热量的 50% ~ 65%。
蛋白质	▷	占全天摄入总热量的15%。
总脂肪	▷	占全天摄入总热量的 20% ~ 30%。

● 计算三大营养素每天所需量

首先根据上面提到的高血压患者每日膳食中三大营养素的生热（每单位重量的营养成分所带给人体的热量）比来计算三大营养素所占的热能。

还以前面王女士为例（按每天需要的总热量为 1500 千卡计算），计算其每天三大营养素所占的热量。考虑王女士体重肥胖，脂肪供能比取 25%。

碳水化合物	1500 千卡 ×（50% ~ 65%）=750 ~ 975 千卡
蛋白质	1500 千卡 ×15%=225 千卡
脂肪	1500 千卡 ×25%=375 千卡

因为碳水化合物、蛋白质、脂肪三大营养素的生热系数分别为 4 千卡 / 克、4 千卡 / 克、9 千卡 / 克，所以全天碳水化合物、蛋白质、脂肪的所需量如下：

碳水化合物	每天碳水化合物供给的热能 ÷4 = 碳水化合物每天所需量
蛋白质	每天蛋白质供给的热能 ÷4 = 蛋白质每天所需量
脂肪	每天脂肪供给的热能 ÷9 = 脂肪每天所需量

所以，王女士每天所需的三大营养素的供给量如下：

碳水化合物：（750 ~ 975）÷4 ≈（188 ~ 244）克
蛋白质：225÷4 ≈ 56 克
脂肪：375÷9 ≈ 42 克

第二节课：
调控进食量，管住血压和体重

肥胖是体内脂肪，尤其是甘油三酯堆积过多导致的。肥胖是高血压的危险因素，因此预防肥胖可以在一定程度上控制血压升高。而对于高血压患者来说，控制进食量则有助于控制身体变胖，从而有利于病情的控制和改善。

进餐控食有妙招

◆ 把餐具换成小号的

餐具过大，易使人在不知不觉中吃得更多。选小号的盘子、小号的碗容易给人一种错觉——装了比实际的量更多的食物。而使用更小的餐具，如饭勺、餐勺，也能避免把盘子、碗堆得太满。这些不经意的小做法，会让我们在无意识中少吃一些，进而避免摄入过多的热量。

◆ 进食速度慢一些，充分咀嚼

大脑摄食中枢感知饱的信息是需要时间的。作为食物消化的第一道工序，吃得太快，咀嚼次数太少，食物在口腔内停留时间短，大脑来不及感知饱的信息，只能由胃的机械感受器来感知，很容易就吃多了。因此，减慢进食速度，让每一口食物都有充分咀嚼的时间，也是控制食量的一个好办法。用惯右手的人可试试用左手进餐，能够帮助减速进食，反之亦然。

量化控食法

◆ 掌握常吃食物的量，心中有数不过量

高血压患者如何才能更好地掌握自己每餐所吃食物的量，以控制好每天的总热量，避免摄入过多热量呢？下面就教给大家一些掌握食物用量的简单小方法。

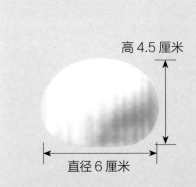

高 4.5 厘米

直径 6 厘米

一个直径 6 厘米左右、高约 4.5 厘米的熟馒头，一般重量在 100 克左右，其热量约为 221 千卡。

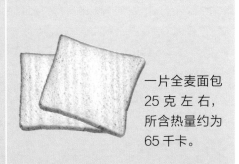

一片全麦面包25 克 左 右，所含热量约为65 千卡。

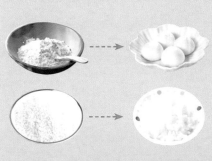

一般来说，100 克面粉（普通饭碗装八成满）加水大约可以蒸出 150 克的馒头，可以做出 130 克湿面条、110 克干面条；而 100 克（普通饭碗装一半）大米加水大约可以蒸出 250 克的米饭。

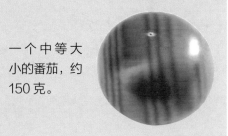

一 个 中 等 大小的番茄，约150 克。

一个鸡蛋一般重55～60 克， 其热量约 80 千卡，而 500 克鸡蛋通常有 8～9 个。

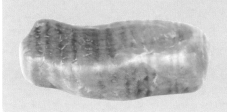

一块与食指厚度相同，与两指（食指和中指并拢）的长度、宽度相同的瘦肉，相当于 50 克的量。

第三节课：改变"重口味"，巧用烹饪技法来限盐

对很多口味重的人来说，一下子转为清淡饮食会有"食之无味"的感觉，一时难以适应。那么，怎样做到让食物美味，食盐用量又不多呢？下面介绍一些减盐又美味的烹调技巧。

讲究烹饪方法

◆ 食材不要加工太细

食物烹调时，尽量不要经过太过精细的加工，如蔬菜不要总是切得太碎、太小，甚至制成泥状。因为食物切得越细碎，不仅营养损失严重，也减少了牙齿的咀嚼和肠道的蠕动，这都对血压控制带来不利影响。

◆ 选择低钠盐

低钠盐可以减少钠的摄入量，对于控制血压升高和防治心血管疾病有很好的效果。

◆ 多用蒸、烤、煮等方式

多采用蒸、烤、煮等烹调方式，享受食物天然的味道，并不是每道菜都需要放盐的。

◆ 凉菜要即拌即食

调凉拌菜时，不要提前拌好，最好现吃现拌，这样盐分更多地留在菜的表面和调味汁中。尽快吃完，让盐分来不及渗入内部。

◆ 常搭配淡味菜肴

在日常饮食中，要注意经常配上一些不放盐或少放盐的菜肴。如一块蒸南瓜、一盘生黄瓜条、一份白灼虾、一份清蒸鱼等。在正常菜肴中添加一两道淡味菜肴，有利于平衡"重口味"。

◆ 烹调时晚放盐

料理过程中，在食物煮熟或炖汤结束时再放盐，这样就不会让盐分入味太深，以减少用盐量。

◆ 少喝菜汤

炒菜菜汤最好不要喝，也不要用菜汤拌饭。

巧用替代品，减少用盐量

◆ 选具有独特风味的食物烹调

重口味的高血压患者无法适应清淡无味的低盐菜肴时，可以选择番茄、芹菜、洋葱、香菇等具有独特风味的食物进行烹调。这些食物和清淡食物放一起烹调，可以强化、提升口感。

◆ 调味品替代法

烹调时可以多用一点醋、柠檬汁、姜等调味品替代一部分盐和酱油，既增加了食物的美味，又减少了用盐量。因为醋等酸味食物有增加咸度的作用。

◆ 利用芝麻酱、核桃泥调味

芝麻酱、核桃泥味道鲜香，是很好的调味料。做凉菜、凉面的时候，加少量芝麻酱或者核桃泥，即使减少用盐量，饭菜的味道也可口。

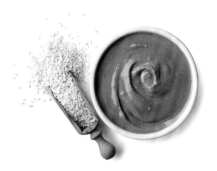

 Tips

高血压患者家中应备小盐勺

建议高血压患者家中都备一把小盐匙，能够帮助高血压患者更好地限盐。有一种小盐匙，平平的一勺就是 2 克，对掌勺的人来说，有了它，放盐时心里就有谱了。

第四节课: 补充膳食纤维, 排便通畅、稳血压

高血压患者如果有长期便秘的习惯, 在排便时用力, 很容易进一步升高血压, 严重时甚至会诱发脑出血、眼底出血或者心脏病。因为当高血压患者出现排便困难, 不断用力就会使心脏收缩的速度和血流速度加快, 对血管壁造成较大的压力, 容易引起血压升高。因此, 在治疗高血压时, 首先得改善便秘。

增加膳食纤维的摄入量

膳食纤维有助于预防和治疗高血压, 有平稳血压、保持大便通畅并减少饥饿感的作用, 每天最好摄入 25 克以上。粗杂粮、蔬菜、水果等食物中膳食纤维的含量较丰富。

● 粗细搭配吃

粗粮富含膳食纤维, 日常饮食不要吃得过于精细, 要粗细粮搭配食用, 比如用全麦粉和小麦粉一起蒸馒头, 用豆类和大米混合蒸饭、煮粥等。

● 吃水果可带皮

最好在保证食品安全的情况下带皮食用水果, 以增加膳食纤维的摄入量, 水果每天摄入 200 ~ 350 克。

Tips

全谷物及杂豆每天 50 ~ 150 克

吃粗粮不是越多越好。对于高血压患者来说, 每天的全谷物及杂豆以 50 ~ 150 克为宜, 约占总主食量的 1/3, 但是不宜超过 1/2, 因为粗粮吃得过多会出现消化不良、腹胀、腹痛、大便燥结、影响矿物质吸收等问题。此外, 胃肠功能差者、胀气者不宜吃过多粗粮。

第五节课：
少吃点油，多吃些鱼

目前我国居民每人每天的烹调油摄入量普遍较高，这容易增加肥胖、高血压、血脂异常、糖尿病等疾病的发病风险。因此要养成清淡饮食的习惯，每天烹调油的摄入量应为 25 ~ 30 克，而且要多选用植物油烹调。有些人觉得控制动物油就行了，植物油可以随便吃，这是一个很大的误区。

鱼类除了含有易消化吸收的优质蛋白质外，脂肪含量普遍较低，并且以丰富的不饱和脂肪酸为主，后者对高血压患者有益。鱼类每周可以吃 2 ~ 3 次，每次吃 40 ~ 75 克。

减少烹调油摄入量的方法

使用烹调油量具	将每天应该食用的烹调油的总量倒入量具内，能有效控制用油量。
合理选择烹饪方式	多采用蒸、煮、炖、焖、汆、凉拌等烹调方式，少用油炸和油煎的方式。
多使用不粘锅、微波炉等炊具	合理使用炊具能帮助减少烹调油的用量。
减少外出就餐频次	有些餐馆做菜高油高盐，而且烹调油质量没有保障。

第六节课：
荤素巧搭配，稳血压更营养

许多高血压患者体形较胖，通常医生会要求"清淡饮食、注意减肥"，有人干脆做了素食主义者。其实，这样不仅对稳定病情无益，而且对健康也不利，因为健康饮食的关键在于营养均衡。

长期素食容易患营养不良、贫血

长期素食，一味远离动物性食物，其实对身体健康不利。长期吃素会使体内的碳水化合物、蛋白质、脂肪比例失调，造成消化不良、记忆力下降、免疫力降低、内分泌和代谢功能紊乱，容易患营养不良和贫血。

食物合理搭配有利于降血压

食物合理搭配，可使膳食中提供的营养素和人体所需的营养保持平衡。即使是身体肥胖的高血压患者，膳食中也应该包含一定量的动物性食物，因为动物蛋白质所含的氨基酸与人体需求相符，是植物蛋白质（除大豆及其制品）不能替代的。

高血压患者应建立正确的膳食观，在限盐的前提下做到饮食均衡，每天都应该摄入一定的谷物、水果、蔬菜和动物性食品等，可以根据《中国居民平衡膳食宝塔》来规划自己的一日三餐。

第七节课：
三餐这样吃，营养又降压

早餐多样化，耐饥又营养

一顿营养丰富的早餐应该包括主食（提供碳水化合物），肉类、鸡蛋、牛奶等动物性食品（提供蛋白质、矿物质），以及新鲜蔬果（提供维生素和膳食纤维）。

主食，如全麦面包、馒头、面条、粥等

蛋白质类食物，如牛奶、鱼、虾、鸡蛋、牛肉、大豆及其制品等

健康早餐三大元素

果蔬，如拌菜、水煮菜、炒菜等；直接食用水果或者打成果汁

午餐要"杂"，稳定血压降血脂

健康的午餐应以五谷为主，搭配大量蔬菜、适量水果和肉蛋鱼类食物。营养午餐还得讲究"123"的比例，即食物分量的分配：1/6是肉、鱼、蛋类，2/6是蔬菜，3/6是主食。

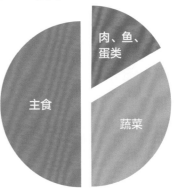

肉、鱼、蛋类

主食

蔬菜

每天做饭时，加入一把糙米、燕麦、小米、黑米、红豆、红薯或芋头等其他谷薯类、豆类，当然也可加入橙色的胡萝卜、南瓜等其他食材，粗细搭配，不仅富含膳食纤维、矿物质等营养素，色泽、口感也会更丰富，更诱人食欲，同时还有降低餐后血糖和血脂、减少心脏病发作和脑卒中风险等作用。

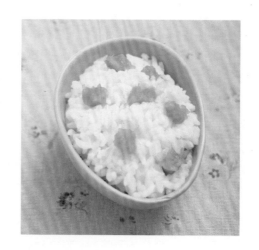

晚餐要"淡"，保护血管不生锈

晚餐的原则是清淡、少盐，尽量减少油脂的摄入。高血压患者晚餐可试试凉拌菜或生拌菜。

适合凉拌、生拌的菜往往气味清新独特，口感清脆有劲，生食或焯烫后即有诱人香气，加少量调味料调拌即可，不仅清淡、少盐，降低了油脂的摄入，而且营养丰富。

黄瓜、生菜、白萝卜、大白菜等蔬菜，生食口感脆嫩、甘甜，通常洗净刀切后，即可直接调味食用。

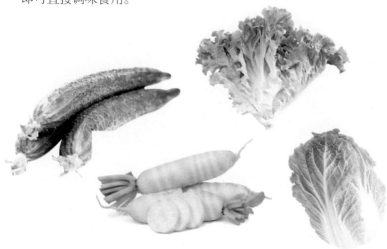

第 2 章

吃对每餐
合理搭配，营养又降压

谷薯豆类

每天摄入全谷物和杂豆类 50 ~ 150 克

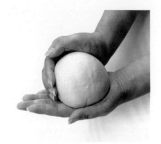

一个手掌可以托住，五指可以抓起的馒头 ≈ 150 克

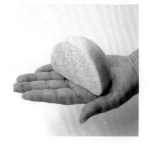

1/2 个馒头 ≈ 75 克

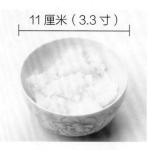

11 厘米（3.3 寸）

11 厘米（3.3 寸）碗口
半碗米饭 ≈ 125 克

每天摄入薯类 50 ~ 100 克

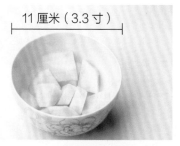

11 厘米（3.3 寸）

生土豆去皮切块后，标准碗大半碗 ≈ 100 克

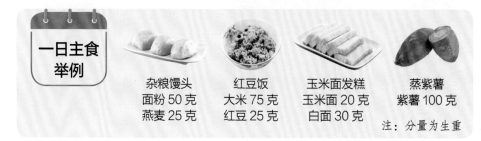

一日主食举例

杂粮馒头
面粉 50 克
燕麦 25 克

红豆饭
大米 75 克
红豆 25 克

玉米面发糕
玉米面 20 克
白面 30 克

蒸紫薯
紫薯 100 克

注：分量为生重

多种颜色杂粮搭配着吃

五谷杂粮颜色丰富：黑、红、黄、绿、白。我们在日常饮食中也要注意多种颜色的五谷搭配着吃。

一般来说，每次搭配 2 ~ 5 种较适宜。如高粱和红豆都属于杂粮，两者可以搭配大豆一起食用；绿豆清热利尿，白色的大米、薏米可以润肺清热，适合搭配食用；小米色黄，常食能补脾益胃，同样是黄色的玉米也可以补益脾胃，与大米搭配食用，食疗效果更好。

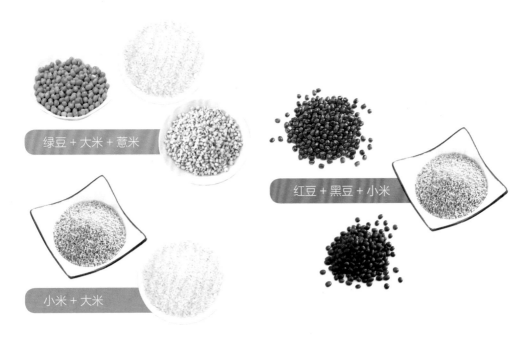

绿豆 + 大米 + 薏米

红豆 + 黑豆 + 小米

小米 + 大米

如果主食中加油盐，炒菜时就要少放

高血压患者食用主食时要注意一个问题，有些主食在制作过程中会加入油和盐，如各种饼、包子、花卷、面条、炒面、炒饼、炒饭等，其中所含的油量和盐量也不容忽视。

如果吃这样的主食，那么在菜、肉类烹调过程中就要注意减去这部分油和盐的用量，以控制油盐总摄入量。

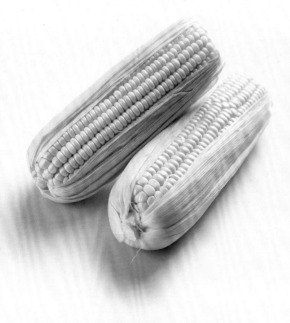

玉米

补充膳食纤维和胡萝卜素

热量: 112 千卡 /100 克可食部（鲜）

降血压营养成分: 维生素 E 、亚油酸

推荐用量: 鲜玉米 100 克 / 天，玉米面 70 克 / 天

降压最佳吃法: 蒸煮

热　量	199 千卡
糖　类	44.6 克
蛋白质	7.0 克
脂　肪	0.5 克

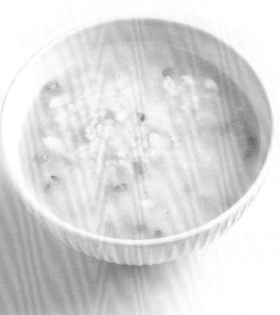

玉米绿豆粥

材料　玉米粒 100 克，绿豆 50 克，糯米 30 克。

做法

1 将绿豆、玉米粒、糯米洗净，绿豆、糯米用水浸泡 4 小时。

2 锅内放适量清水烧开，加玉米粒、绿豆和糯米，大火煮开后转小火，熬煮 40 分钟即可。

玉米 + 绿豆，营养好搭档 ——

玉米和绿豆两者一起食用，有较好的减肥清肠作用，夏天食用还能消暑。

注: 本书所有食谱的量均为 3 人份，但热量和三大营养素值是 1 人份的值，以方便读者参考。这里的"糖类"即为"碳水化合物"。

松仁玉米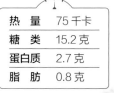

热　量	293 千卡
糖　类	54.5 克
蛋白质	6.8 克
脂　肪	7.6 克

材料 嫩玉米粒 200 克，黄瓜 50 克，去皮松仁 30 克。

调料 白糖 3 克，盐 2 克，水淀粉少许。

做法

1 玉米粒洗净，焯水，捞出；松仁炸香，捞出；黄瓜洗净，切丁。

2 油锅烧热，放玉米粒、黄瓜丁炒熟，加盐、白糖，用水淀粉勾芡，加松仁即可。

松仁起锅时再加入 ——

松仁要起锅时再加入，才能保持酥脆口感。

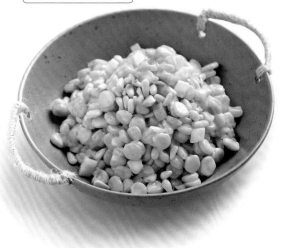

蒸玉米棒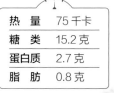

热　量	75 千卡
糖　类	15.2 克
蛋白质	2.7 克
脂　肪	0.8 克

材料 鲜玉米 200 克。

做法

1 将玉米棒去皮和须，洗净。

2 蒸锅置火上，倒入适量清水，玉米棒放入蒸屉蒸制，待锅中水开后再蒸 30 分钟即可。

蒸、煮玉米保存的营养成分最多 ——

蒸、煮玉米虽然也会损失部分维生素 C，但相较其他烹饪方式，能保存更多的营养成分。

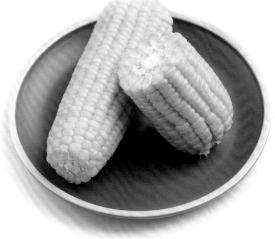

玉米面发糕 主食

材料 面粉 250 克，玉米面 100 克，无核红枣 30 克，干酵母 4 克。

调料 白糖 3 克。

做法

1 将玉米面放入容器中，一边倒入开水，一边用筷子搅拌至均匀；干酵母用水化开。

2 在搅好的玉米面中加入面粉，放水搅拌黏稠的面糊，再放入酵母水和白糖拌匀；盖上保鲜膜，放在温暖的地方醒发至 2 倍大。

3 醒发后的面糊倒入刷好油的模具上，摆好红枣，放在蒸锅上大火烧开，转中火蒸25 分钟即可。

4 将蒸熟的发糕出锅，稍微冷却，用刀切成块状即可食用。

玉米含钾和膳食纤维，可降血压、预防便秘 ——————————————

玉米含钾量较高，有助于降血压。玉米还富含膳食纤维，可帮助高血压患者预防便秘。

热 量	443.4 千卡
糖 类	94.6 克
蛋白质	13.5 克
脂 肪	2.0 克

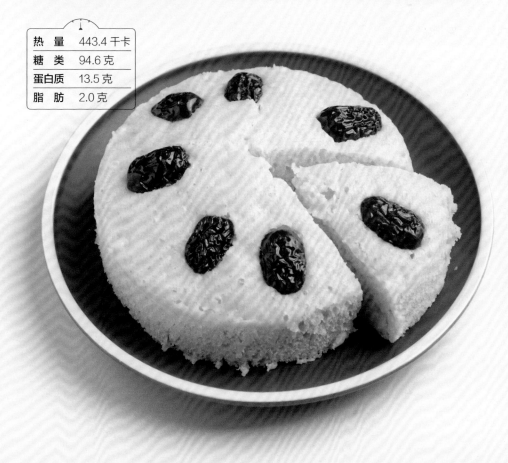

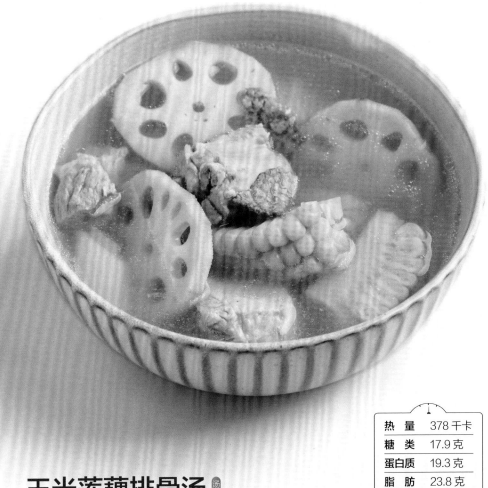

热 量	378 千卡
糖 类	17.9 克
蛋白质	19.3 克
脂 肪	23.8 克

玉米莲藕排骨汤 汤羹

材料 猪排骨 300 克，玉米、莲藕各 150 克。

调料 姜片 3 克，料酒 2 克，盐 4 克，陈皮 1 克。

做法

1 猪排骨洗净，切段，焯去血水；莲藕去皮，洗净，切片，焯水；玉米切段。

2 锅内注入适量清水，放入排骨段、莲藕片、玉米段、姜片、陈皮、料酒，大火煮沸，改小火煲 2 小时至材料熟烂，加盐调味即可。

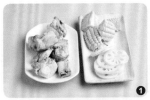

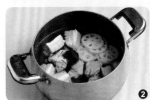

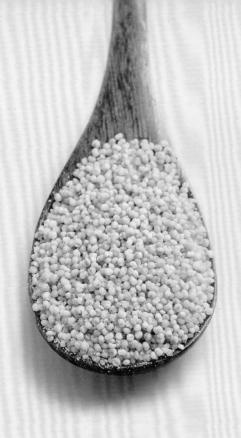

小米

补充膳食纤维、钾、B 族维生素

热量：361 千卡 /100 克可食部
降血压营养成分：钾、膳食纤维
推荐用量：60 克 / 天
降压最佳吃法：煮粥、打糊

小米南瓜粥 粥膳

热 量	96 千卡
糖 类	20.2 克
蛋白质	2.5 克
脂 肪	0.8 克

材料 小米 70 克，南瓜 150 克，银耳 1 小朵。

调料 冰糖适量。

做法

1 南瓜洗净，去皮去瓤，切成小块；银耳提前泡发，洗净，撕成小碎片。

2 小米淘洗干净。

3 将小米、南瓜块、银耳一起倒入锅内，加水后大火烧开，转小火煮 20 ~ 30 分钟，加冰糖煮化即可。

南瓜 + 小米，促进排钠、保护血管 ——
南瓜含有丰富的钙和钾，钾能促进钠从尿液中排出，对血管有保护作用；小米也有很好的利尿降压作用。

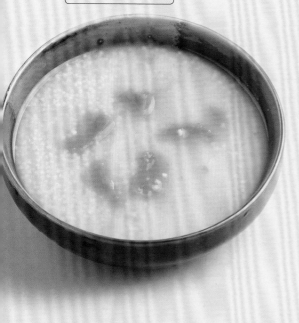

胡萝卜小米粥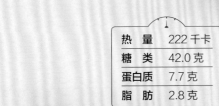

热 量	76 千卡
糖 类	15.8 克
蛋白质	1.9 克
脂 肪	0.6 克

材料 小米60克，胡萝卜30克。

做法

1 小米洗净；胡萝卜洗净，切成小丁。

2 小米放入锅中，加适量水，大火煮开。

3 加入胡萝卜丁，用小火熬煮至熟即可。

胡萝卜 + 小米，养胃又明目 ——

胡萝卜搭配小米，能提供丰富的胡萝卜素、B族维生素，具有降压、通便、明目和养胃作用。

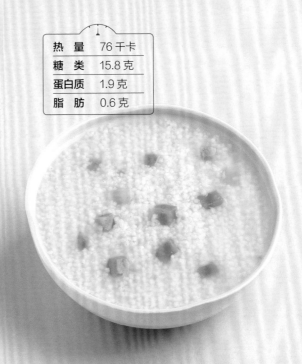

杂粮馒头 主食

热 量	222 千卡
糖 类	42.0 克
蛋白质	7.7 克
脂 肪	2.8 克

材料 小米面100克，黄豆面30克，面粉50克，酵母5克。

做法

1 将酵母用接近40℃的温水化开并调匀；小米面、黄豆面、面粉倒入容器中，慢慢加酵母水和适量清水搅拌均匀，揉成表面光滑的面团，醒发40分钟。

2 将醒发好的面团搓粗条，切成大小均匀的面剂子，逐个团成圆形，制成馒头生坯，送入烧开的蒸锅蒸15～20分钟即可。

发酵馒头时不宜用碱 ——

发酵馒头等主食时，有时会添加碱，这在无形中增加了钠的摄入量，要改用酵母粉来制作。

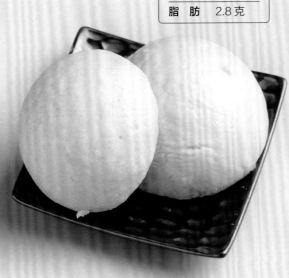

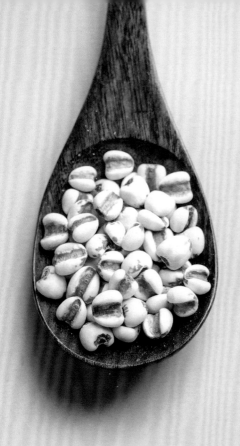

薏米

降脂祛湿好食材

热量: 361 千卡 /100 克可食部

降血压营养成分: 钾、膳食纤维

推荐用量: 40 克 / 天

降压最佳吃法: 煮粥、煲汤

热 量	137 千卡
糖 类	27.7 克
蛋白质	4.2 克
脂 肪	1.2 克

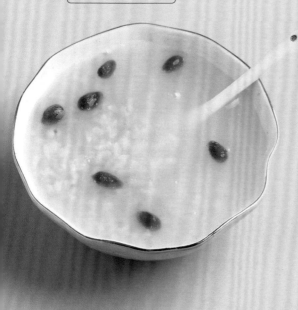

薏米枸杞粥 粥膳

材料 薏米 50 克，糯米 60 克，枸杞子 10 克。

做法

1 薏米、糯米分别淘洗干净，用清水浸泡 3 小时；枸杞子洗净。

2 锅置火上，倒入适量清水烧开，下入薏米、糯米，大火烧开后转小火煮至米粒九成熟，放入枸杞子煮至米粒熟透即可。

有效缓解或减轻高血压症状 ————

枸杞子有滋补肝肾的功效，常用于高血压病的调养，能缓解由高血压引起的精神不振、头晕耳鸣等症状。

冬瓜薏米瘦肉汤 汤羹

材料 薏米 50 克，冬瓜 200 克，猪瘦肉 150 克。
调料 葱段、姜片各 10 克，盐、香油各适量。

做法

1 薏米淘洗干净，用清水浸泡 1 小时；冬瓜去瓤和子，洗净，带皮切成块；猪瘦肉洗净，切块。

2 砂锅置火上，放入葱段、姜片、薏米、瘦肉块，倒入适量清水，大火烧开后转小火煮 1 小时，加入冬瓜块煮至透明，用盐调味，淋上香油即可。

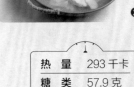

冬瓜 + 薏米，降血压、消水肿 ————

冬瓜有利湿健脾的功效，与薏米搭配，适合脾胃虚弱的高血压患者食用，在降血压的同时，还能消除水肿。

热　量	293 千卡
糖　类	57.9 克
蛋白质	10.3 克
脂　肪	2.7 克

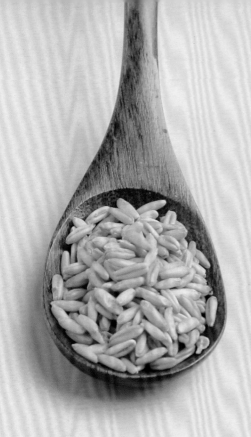

燕麦

促进钠盐排出

热量：338 千卡 /100 克可食部
降血压营养成分：膳食纤维
推荐用量：50 克 / 天
降压最佳吃法：煮粥、做面食

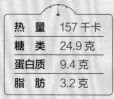

热 量	157 千卡
糖 类	24.9 克
蛋白质	9.4 克
脂 肪	3.2 克

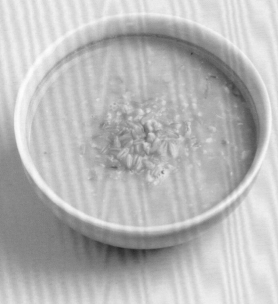

豆浆燕麦粥 粥膳

材料 黄豆 60 克，燕麦 70 克。

做法

1 黄豆洗净，浸泡 10 ~ 12 小时；燕麦洗净，浸泡 4 小时。

2 把浸泡好的黄豆倒入全自动豆浆机中，加水至上下水位线之间，煮至豆浆机提示豆浆做好，盛出。

3 将燕麦加适量清水放入锅中煮熟，加入豆浆略煮即可。

燕麦搭配豆浆做粥，能控制体重、降血压
燕麦中的膳食纤维能吸附钠；豆浆含钾，能促进钠的排出。两者搭配做粥，能减少热量摄入，降低血压，同时增强食欲。

麦片南瓜粥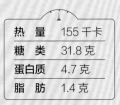

热 量	155 千卡
糖 类	31.8 克
蛋白质	4.7 克
脂 肪	1.4 克

材料 大米 70 克，原味燕麦片 50 克，南瓜 150 克。

做法

1 大米洗净，用水浸泡 30 分钟；南瓜去皮去瓤，洗净，切小块。

2 锅内加适量清水烧开，加大米，煮开后转小火。

3 煮 20 分钟，加南瓜块、燕麦片煮 10 分钟。

南瓜和燕麦煮粥，可降胆固醇 ————
南瓜富含果胶，能帮助人体排出毒素；燕麦片中富含膳食纤维，能促进人体内的胆固醇排出体外。

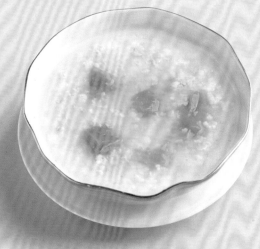

燕麦香蕉卷饼

热 量	169 千卡
糖 类	33.5 克
蛋白质	4.9 克
脂 肪	2.1 克

材料 香蕉 1 根（100 克），面粉 50 克，原味燕麦片 40 克，杏仁粉 5 克，去核红枣 20 克。

调料 盐 2 克。

做法

1 香蕉去皮，切成碎。

2 将燕麦片、杏仁粉、面粉、盐均匀混合后，加入香蕉碎和适量水搅拌成糊。

3 将面糊分成若干小份，在平底锅中倒入面糊，小火煎熟即为饼皮。

4 将红枣放入料理机中，加适量水打成泥，将红枣泥均匀涂在饼皮上，卷起来即可。

红枣最好用水泡一下 ————
红枣用温水泡一下，这样更容易消化。燕麦片要选择原味的，更健康。

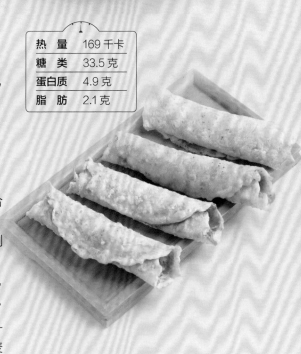

凉拌燕麦面 主食

材料 燕麦粉 100 克，黄瓜 150 克。

调料 香菜碎、蒜末、香油、醋各适量，盐 2 克。

做法

1 燕麦粉加适量清水揉成光滑的面团，醒发 20 分钟，擀成一大张薄面片，将面片切成细条，蘸干燕麦粉抓匀，抖开即成手擀面。

2 汤锅置火上，倒入适量清水烧沸，下入手擀面煮熟，捞出；黄瓜洗净，去蒂，切丝。

3 将黄瓜丝放在煮好的手擀面上，加入盐、香菜碎、蒜末、香油、醋调味即可。

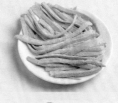

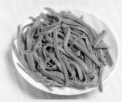

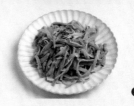

燕麦 + 黄瓜，通便又降脂 ————

燕麦粉可以降低人体胆固醇，很适合高血压、血脂异常的人群食用；黄瓜有利尿消肿的作用，可加快体内毒素的排出。

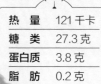

热 量	121 千卡
糖 类	27.3 克
蛋白质	3.8 克
脂 肪	0.2 克

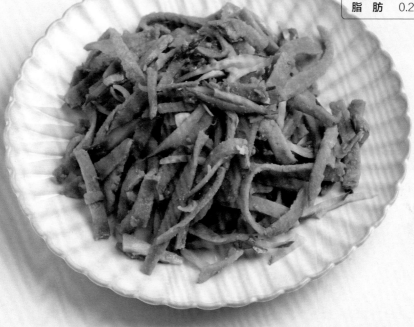

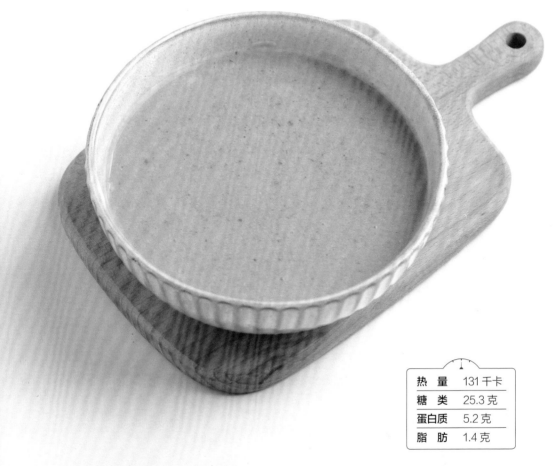

热 量	131 千卡
糖 类	25.3 克
蛋白质	5.2 克
脂 肪	1.4 克

红豆燕麦小米糊

材料 红豆 30 克，燕麦片、小米各 40 克。

做法

1 红豆、小米分别洗净，浸泡 4 小时。

2 将红豆、燕麦片、小米倒入豆浆机中，加适量水，按"米糊"键，煮至豆浆机提示米糊做好即可。

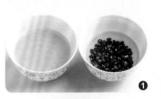

红豆＋小米＋燕麦，促进肠胃消化

红豆具有健脾祛湿的作用，加上燕麦片和小米，可促进肠胃蠕动，有助于消化。

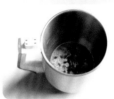

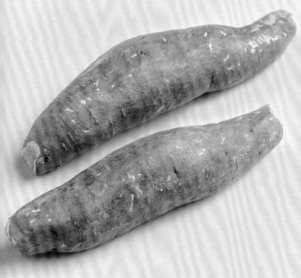

红薯

保持血管弹性，稳定血压

热量：102 千卡 /100 克可食部
降血压营养成分：膳食纤维、钾
推荐用量：50 ~ 100 克 / 天
降压最佳吃法：蒸、煮粥

蒸红薯 主食

热 量	61 千卡
糖 类	15.3 克
蛋白质	0.7 克
脂 肪	0.2 克

材料 红薯 300 克。

做法

1 红薯洗净，放入凉水锅中，备用。
2 开大火隔水蒸 10 分钟后，改用小火蒸 15 分钟。可以用筷子扎一下，能轻松插入即可。

吃红薯可防便秘

红薯膳食纤维含量丰富，蒸食或煮食能更好地保留其所含的膳食纤维和维生素 C，防止和缓解高血压患者出现便秘。

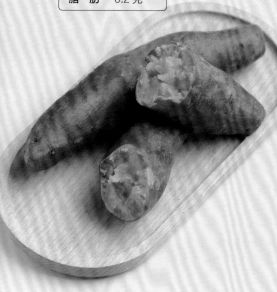

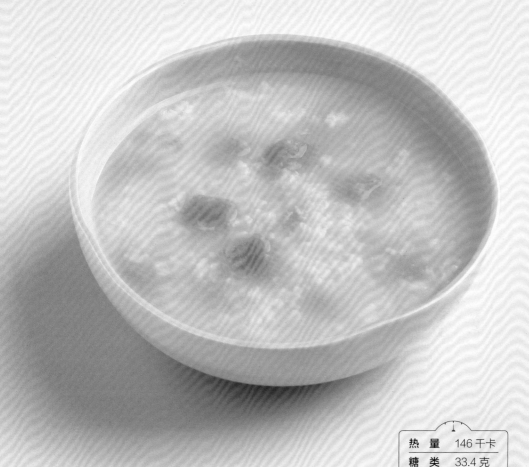

热 量	146 千卡
糖 类	33.4 克
蛋白质	3.0 克
脂 肪	0.4 克

红薯大米粥 粥膳

材料 大米 100 克，红薯 150 克。

做法

1 红薯洗净，去皮，切小块；大米洗净，用水浸泡 30 分钟。

2 锅内加清水烧开，加入大米，大火煮开后转小火煮 20 分钟，倒入红薯块熬煮，至米粒开花、红薯熟透即可。

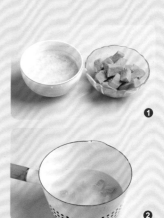

红薯 + 大米，维持血管弹性 ————————

红薯可以降血压，有助于维持血管弹性，和大米一起食用，可以减轻食用红薯后出现的胀气或排气不适等症状。

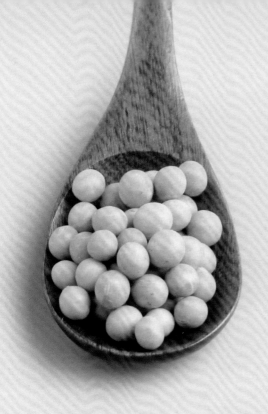

黄豆

补充钾元素和优质蛋白质

热量: 390 千卡 /100 克可食部
降血压营养成分: 钾、大豆异黄酮
推荐用量: 30 克 / 天
降压最佳吃法: 煮粥、打浆

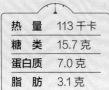

热　量	113 千卡
糖　类	15.7 克
蛋白质	7.0 克
脂　肪	3.1 克

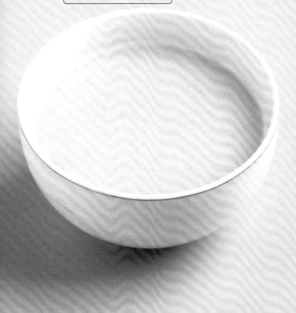

黄豆小米糊 饮品

材料　黄豆、小米各 50 克。
做法
1 黄豆洗净，浸泡 4 小时；小米洗净。
2 将黄豆和小米放入豆浆机中，加适量清水，按下"米糊"键，提示做好即可。

小米 + 黄豆，排钠降压
小米和黄豆中均含有丰富的钾，黄豆还能提供较丰富的钙，可以帮助机体排钠，从而控制血压。

红枣花生豆浆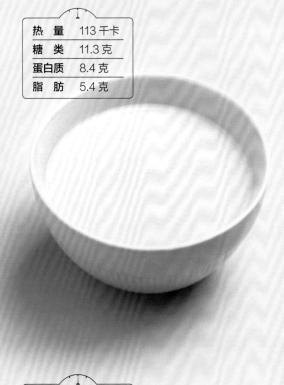

热 量	113 千卡
糖 类	11.3 克
蛋白质	8.4 克
脂 肪	5.4 克

材料 黄豆60克,红枣、花生米各15克。

调料 冰糖5克。

做法

1 黄豆用清水浸泡10～12小时,洗净;红枣洗净,去核,切碎;花生米挑净杂质,洗净。

2 将黄豆、红枣和花生米倒入全自动豆浆机中,加水至上下水位线之间,煮至豆浆机提示豆浆做好,加冰糖搅拌至化即可。

海带黄豆粥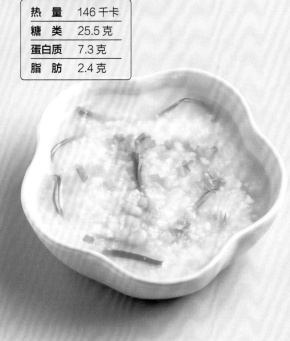

热 量	146 千卡
糖 类	25.5 克
蛋白质	7.3 克
脂 肪	2.4 克

材料 大米80克,海带丝50克,黄豆40克。

调料 葱末、盐各少许。

做法

1 黄豆洗净,浸泡6小时;大米淘洗干净,用水浸泡30分钟;海带丝洗净。

2 锅置火上,加入清水烧开,放入大米和黄豆,大火煮沸后改小火慢慢熬煮至七成熟,放入海带丝煮约10分钟,加盐调味,最后撒入葱末即可。

海带 + 黄豆,清热利尿、补钙又强骨 —— 海带和黄豆富含膳食纤维和钙,有促便、利尿、强骨的作用。

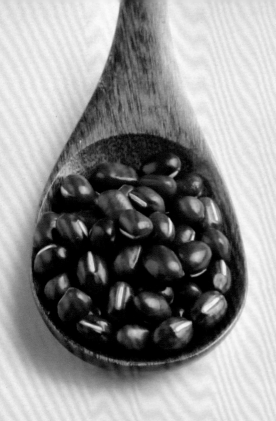

红豆

富含钾元素，排出多余钠

热量：324 千卡 /100 克可食部
降血压营养成分：膳食纤维、皂苷、钾
推荐用量：30 克 / 天
降压最佳吃法：做饭、煮粥、煲汤

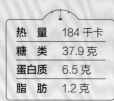

热 量	184 千卡
糖 类	37.9 克
蛋白质	6.5 克
脂 肪	1.2 克

红豆薏米糙米饭 主食

材料 糙米 80 克，薏米、红豆各 40 克。
做法

1 薏米、糙米、红豆分别淘洗干净，用清水浸泡 2 ~ 3 小时。

2 把薏米、红豆和糙米一起倒入电饭锅中，倒入没过米面 2 个指腹的水，盖上锅盖，按下"蒸饭"键，蒸至电饭锅提示米饭蒸好即可。

薏米 + 红豆 + 糙米，对抗血压升高 ——
薏米红豆糙米饭含膳食纤维、钙、钾等，这些营养素都能对抗血压升高。另外，薏米红豆糙米饭还有通便的作用，预防因排便用力而引起血压升高。

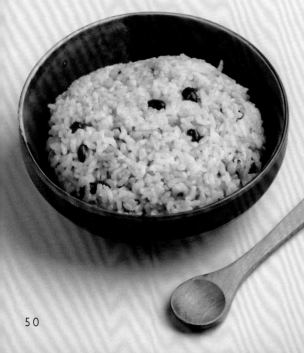

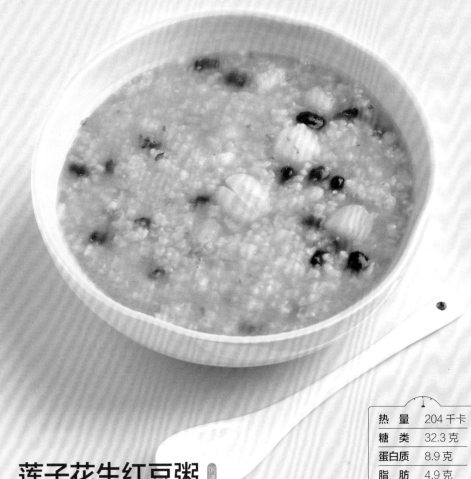

热　量	204 千卡
糖　类	32.3 克
蛋白质	8.9 克
脂　肪	4.9 克

莲子花生红豆粥

材料　大米、红豆各 50 克，莲子、花生米各 30 克。

调料　红糖 3 克。

做法

1　红豆、莲子洗净，浸泡 4 小时；大米洗净，浸泡
　　30 分钟；花生米洗净。

2　锅内加适量清水烧开，加入红豆、大米、花生米
　　和莲子，大火煮开后转小火煮至粥黏稠，加入红
　　糖拌匀即可。

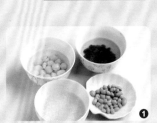

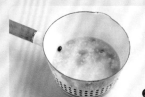

莲子可安神促眠 ————

中医认为，莲子有养心安神的作用，心烦多梦而失眠
者，可食用莲子安神促眠。

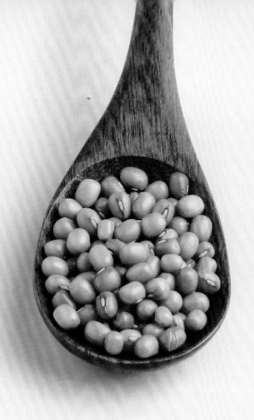

绿豆

利尿排钠，辅助降血压

热量: 329 千卡 /100 克可食部
降血压营养成分: 钾、膳食纤维
推荐用量: 40 克 / 天
降压最佳吃法: 煮粥、煲汤

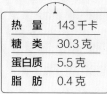

热 量	143 千卡
糖 类	30.3 克
蛋白质	5.5 克
脂 肪	0.4 克

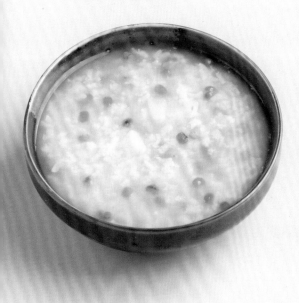

荸荠绿豆粥

材料 荸荠150 克，绿豆、大米各50 克。
调料 冰糖、柠檬汁各适量。
做法

1 荸荠洗净，去皮切碎；绿豆洗净，浸
   泡 4 小时后蒸熟；大米洗净，浸泡
   30 分钟。

2 锅置火上，倒入荸荠碎、冰糖、柠檬
   汁和清水，煮成汤水。

3 另取锅置火上，倒入适量清水烧开，
   加大米煮熟，加入蒸熟的绿豆稍煮，
   倒入荸荠汤水搅匀即可。

百合绿豆薏米粥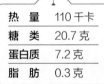

热 量	139 千卡
糖 类	27.2 克
蛋白质	6.4 克
脂 肪	0.8 克

材料 薏米 60 克，绿豆 50 克，干百合 10 克。

调料 冰糖 5 克。

做法

1 干百合泡发，洗净；绿豆、薏米分别洗净，用水浸泡 4 小时。

2 锅置火上，倒入适量清水烧开，放入绿豆、薏米，大火煮沸后转小火熬煮约 50 分钟，煮至粥熟时再放入百合、冰糖，稍煮一下即可。

百合 + 绿豆，清心安神、降血压 ———

百合是高钾低钠食物，有助于降血压；绿豆和百合搭配，还有安神除烦的作用。

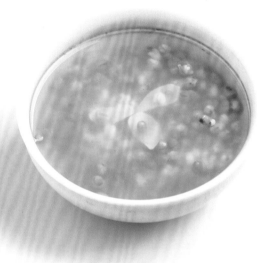

绿豆汤

热 量	110 千卡
糖 类	20.7 克
蛋白质	7.2 克
脂 肪	0.3 克

材料 绿豆 100 克。

做法

1 将绿豆洗净，沥干水分后倒入高压锅中。

2 在高压锅中加入沸水，煮 25 ~ 30 分钟至绿豆软烂即可关火。

高压锅煮绿豆汤，利于保留绿豆营养成分

绿豆汤中溶出的酚类物质在空气中会发生氧化反应使汤变红色。而用高压锅煮绿豆汤可保留绿豆营养成分，避免发生氧化。

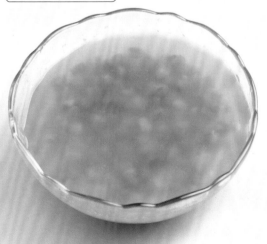

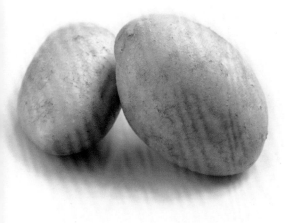

土豆

保钾排钠，防止血压升高

热量: 77 千卡 /100 克可食部
降血压营养成分：钾、膳食纤维
推荐用量: 50 ~ 100 克 / 天
降压最佳吃法：蒸煮、凉拌

热 量	81 千卡
糖 类	17.8 克
蛋白质	2.6 克
脂 肪	0.2 克

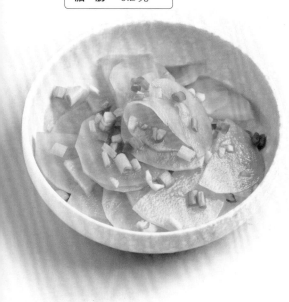

凉拌土豆片 凉菜

材料 土豆 300 克。

调料 酱油 1 克，香油 2 克，醋 5 克，蒜末、葱花各适量。

做法

1 土豆去皮，洗净，切成薄片，煮熟。

2 捞出煮好的土豆片，立即放入冰水中浸泡、冷却。

3 捞出沥干，用调料拌匀（除葱花），装盘，撒上葱花即可。

土豆能排钠降压

土豆中含有大量的钾元素，有助于将钠排出体外，对于降血压有显著作用。

醋熘土豆丝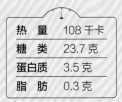

材料 土豆 400 克。

调料 盐 2 克，醋、葱段各 10 克，花椒、干辣椒段各少许。

做法

1 土豆洗净去皮，切细丝，放入凉水中浸泡 5 分钟，沥干水分。

2 锅内放油烧热，放入花椒炸至表面开始变黑，捞出，然后放入干辣椒段，将沥干水的土豆丝倒进去，翻炒几下，放入醋，将熟时加入葱段、盐，炒匀即可。

切好的土豆不宜在水中久泡 ————

切好的土豆不宜放在水中浸泡太久，否则会使其含有的维生素 C 和钾大量流失。

热 量	108 千卡
糖 类	23.7 克
蛋白质	3.5 克
脂 肪	0.3 克

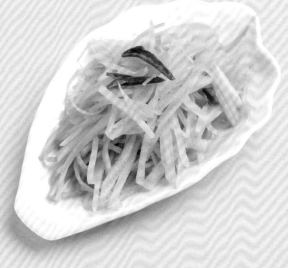

土豆饼

材料 土豆 500 克，鸡蛋 2 个（120 克），面粉 200 克。

调料 盐 3 克，葱花、花椒粉各适量。

做法

1 土豆去皮，切成丝。

2 把土豆丝、鸡蛋、葱花和适量面粉放在一起，加入盐、花椒粉，再加适量水搅拌均匀，制成面糊。

3 锅中倒油烧热，放入面糊，小火慢煎。

4 待面糊凝固，翻面，煎至两面金黄即可。

热 量	418 千卡
糖 类	80.9 克
蛋白质	17.6 克
脂 肪	4.7 克

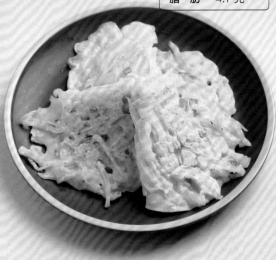

蔬菜类

每天摄入 300 ~ 500 克蔬菜

　　血管硬化是导致心脑血管疾病的主要原因之一，多吃蔬菜，尤其是绿叶蔬菜有助于软化血管，预防心脑血管疾病。

　　蔬菜可以分叶菜、瓜茄、菌菇、根茎类等多种，不同种类的蔬菜营养成分不尽相同，每天 300 ~ 500 克的量不应是单单一种或两种蔬菜，种类应该尽量多一些，既可避免口味单调，又能摄取多种营养成分。一般来说，500 克蔬菜最好来自 3 ~ 5 种，种类越丰富越好。

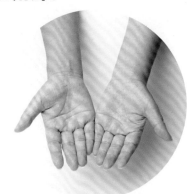

双手并拢，可以托起的量
即为一捧（约100克），
多用来衡量叶菜类蔬菜

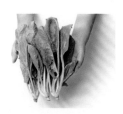

双手捧菠菜（约3棵）
≈ 100 克

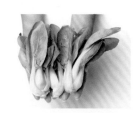

双手捧油菜（约3棵）
≈ 100 克

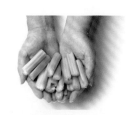

双手捧芹菜段
≈ 100 克

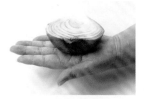

手心托半个洋葱
≈ 80 克

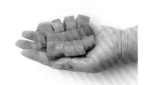

单手捧胡萝卜块
≈ 70 克

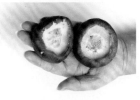

手掌放两朵鲜香菇
≈ 50 克

低热高纤的"312"搭配

如果每天懒于搭配，那么不妨把每天应食的 300 ～ 500 克蔬菜分成 6 份，然后按照"312"的配比来划分。"312"搭配法具有低热量、低糖、高膳食纤维的特点。

深绿色叶菜
200～250克

菠菜、油菜、油麦菜、茼蒿、豌豆苗等

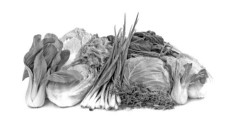

菌藻类
70～80克

木耳、银耳、海带、裙带菜、香菇、草菇、平菇等

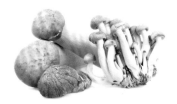

其他蔬菜
130～170克

胡萝卜、南瓜、番茄、紫甘蓝、洋葱、苦瓜等

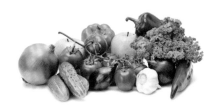

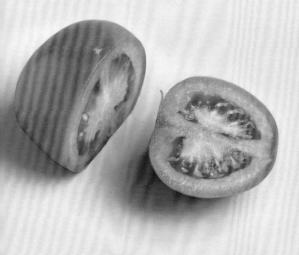

番茄

蔬菜中的降压明星

热量: 20 千卡 /100 克可食部
降血压营养成分: 番茄红素、维生素 C
推荐用量: 100 ~ 150 克 / 天
降压最佳吃法: 生食、做汤

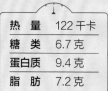

热 量	122 千卡
糖 类	6.7 克
蛋白质	9.4 克
脂 肪	7.2 克

番茄烧豆腐 热菜

材料 豆腐 400 克,番茄 200 克。
调料 葱花 5 克,生抽 2 克,盐 1 克。
做法
1 番茄洗净,去蒂,切块;豆腐洗净,切块。
2 炒锅置火上,倒油烧热,放入豆腐块略炒,倒入番茄块,调入生抽略炒,然后盖锅盖焖煮 5 分钟,最后加盐、葱花炒匀即可。

选择老豆腐营养更好 ————
豆腐选择老一点的,营养价值更高。

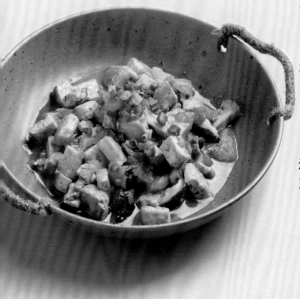

番茄炖牛腩 热菜

材料　牛腩 500 克，番茄 250 克。

调料　料酒 2 克，酱油 4 克，盐少许，葱末、姜末各 5 克。

做法

1. 牛腩洗净，切块，入沸水锅中焯一下，捞出备用；番茄洗净，去皮，一半切碎，另一半切块。

2. 锅置火上，倒油烧至六成热，爆香姜末，放入番茄碎，大火翻炒几下之后转小火熬成酱。

3. 加牛肉块、酱油、料酒、盐翻匀，倒入砂锅中，加水炖至熟烂，放番茄块炖 5 分钟，撒葱末即可。

热　量	221 千卡
糖　类	6.1 克
蛋白质	33.9 克
脂　肪	7.2 克

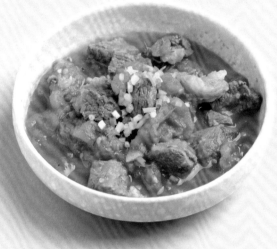

热　量	50 千卡
糖　类	10.3 克
蛋白质	2.0 克
脂　肪	0.5 克

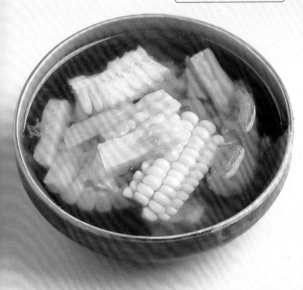

苦瓜番茄玉米汤 汤羹

材料　苦瓜、番茄各 100 克，玉米半根（100 克）。

调料　盐 2 克，香油少许。

做法

1. 苦瓜洗净，去瓤，切段；番茄洗净，切大片；玉米洗净，切小段。

2. 将玉米段、苦瓜段放入锅中，加适量水没过材料，大火煮沸后改小火炖 10 分钟，加入番茄片继续炖，待玉米段完全煮软后，加盐、香油调味即可。

玉米、苦瓜、番茄搭配做汤，对控血压有利

玉米可预防胆固醇沉积在血管壁；苦瓜含钾，有利于钠的排出；番茄含抗氧化作用的番茄红素。三者搭配做汤，少油少盐，对控制血压有利。

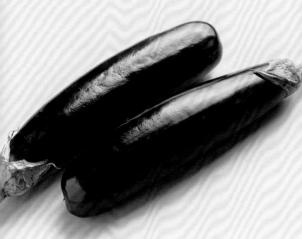

茄子

保护血管

热量: 23 千卡 /100 克可食部
降血压营养成分: 芦丁、钾
推荐用量: 100 ~ 150 克 / 天
降压最佳吃法: 蒸食、凉拌

蒜泥茄子 凉菜

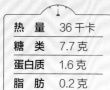

热 量	36 千卡
糖 类	7.7 克
蛋白质	1.6 克
脂 肪	0.2 克

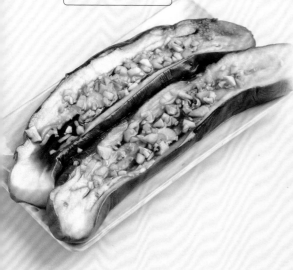

材料 茄子 300 克，大蒜 35 克。
调料 盐 2 克，醋 5 克，香油适量。
做法
1 茄子洗净，对半切开；大蒜去皮，切末。
2 将茄子蒸 20 分钟，取出，凉凉。
3 将蒜末放茄子上，加盐、醋调匀，滴上香油即可。

茄子蒸食，清淡少油又降压 ————
为避免芦丁等营养成分的大量流失，食用茄子时以蒸食为好。同时，还有助于预防高血压并发症。

热 量	35 千卡
糖 类	7.3 克
蛋白质	1.9 克
脂 肪	0.3 克

热 量	118 千卡
糖 类	10.6 克
蛋白质	11.7 克
脂 肪	3.9 克

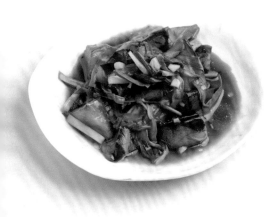

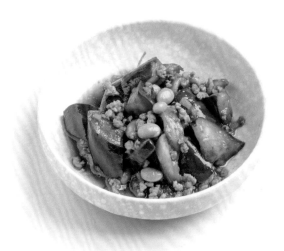

家常茄子 热菜

材料 茄子 400 克，韭菜 50 克。

调料 盐 3 克，蒜末、酱油、白糖各适量。

做法

1 茄子洗净，去蒂、切块；韭菜择洗干净，切小段。

2 锅置火上，放油烧至六成热，放入茄子块翻炒，约 10 分钟后，加入酱油、白糖调味。

3 盖上锅盖烧一会儿，加入韭菜段翻炒至熟，出锅前放入蒜末、盐略炒即可。

茄子不宜去皮食用

茄子不宜去皮食用，因为茄皮含有丰富的维生素 E、芦丁和花青素等营养成分，可以增强血管壁的弹性，对高血压患者有益。

肉末烧茄子 热菜

材料 猪瘦肉 100 克，嫩茄子 400 克，青豆 30 克。

调料 葱花、姜末各 5 克，白糖 2 克，酱油、水淀粉各 3 克，盐 1 克。

做法

1 猪瘦肉洗净，去净筋膜，切末；嫩茄子洗净，去蒂，切滚刀块；青豆洗净。

2 锅置火上，倒入植物油烧热，炒香葱花、姜末，倒入肉末煸熟，下入茄子块、青豆翻炒均匀，加入白糖，淋入酱油和适量清水烧至茄子熟透，放入盐调味，用水淀粉勾薄芡即可。

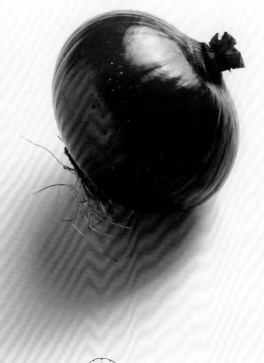

洋葱

补充膳食纤维，调脂降压

热量: 40 千卡 /100 克可食部

降血压营养成分: 前列腺素 A、钾

推荐用量: 50 ~ 100 克 / 天

降压最佳吃法: 凉拌、炒食

热 量	40 千卡
糖 类	8.9 克
蛋白质	1.3 克
脂 肪	0.2 克

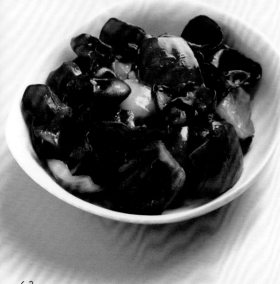

洋葱拌木耳

材料 水发木耳 70 克，洋葱 250 克。

调料 香油 3 克，盐、醋各 1 克。

做法

1 水发木耳择洗干净，撕成小朵，用沸水焯烫，捞出过凉，沥干水分；洋葱洗净，切小片。

2 取小碗，加盐、醋、香油搅拌均匀，制成调味汁。

3 取盘，放入洋葱片和焯好的木耳，淋入调味汁拌匀即可。

洋葱 + 木耳，降压、促食

洋葱和木耳，不论是从营养、降压功效上，还是从色彩上来说，都是很好的搭配。从做法上看，既可以将木耳焯烫后与洋葱一起凉拌，也可以将两者一起炒食。

洋葱炒鸡蛋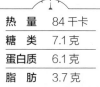

材料 洋葱200克，鸡蛋2个（120克）。

调料 盐2克，醋1克。

做法

1 洋葱去老皮和蒂，洗净，切块；鸡蛋磕开，打散，搅匀。

2 炒锅置火上，倒油烧热，倒入鸡蛋液炒成块，盛出。

3 锅底留油，烧热，放入洋葱块炒熟，倒入鸡蛋块翻匀，调入盐和醋即可。

醋可提升洋葱的降压功效 ————

烹制洋葱时，加少许醋，不仅可防止焦煳，味道也会更鲜美，还可提升降压功效。

热 量	84 千卡
糖 类	7.1 克
蛋白质	6.1 克
脂 肪	3.7 克

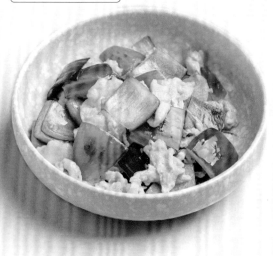

洋葱肉丝汤

材料 洋葱200克，猪瘦肉40克。

调料 盐2克，香菜末5克，胡椒粉少许。

做法

1 洋葱去皮洗净，切成细丝；猪瘦肉洗净，切丝，用沸水焯熟。

2 锅内倒油烧至五成热，倒入洋葱丝、肉丝翻炒，加盐、胡椒粉翻炒至出香味，倒入水烧沸，出锅前加入香菜末即可。

肉汤控油小妙招 ————

肉丝沸水焯熟，减少用油；这道汤用清水烧沸，不用高汤。

热 量	87 千卡
糖 类	17.9 克
蛋白质	2.9 克
脂 肪	0.7 克

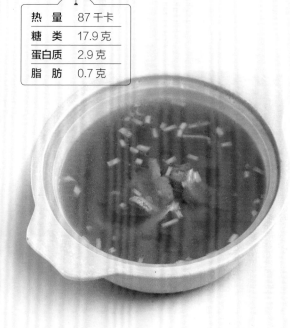

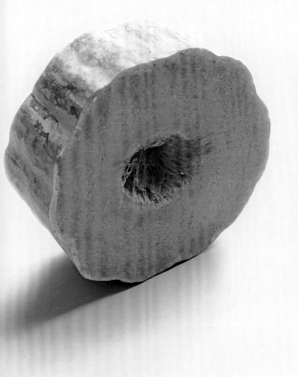

南瓜

促进排钠，保护血管

热量：23 千卡 /100 克可食部

降血压营养成分：钾、膳食纤维

推荐用量：100 克 / 天

降压最佳吃法：蒸食、煮粥

热 量	65 千卡
糖 类	15.7 克
蛋白质	1.1 克
脂 肪	0.2 克

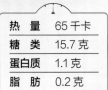

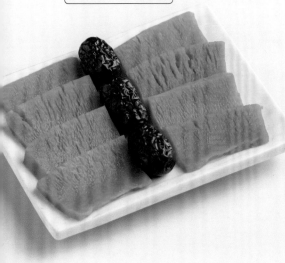

红枣蒸南瓜 热菜

材料 老南瓜 250 克，红枣 50 克。

做法

1 老南瓜削去硬皮，去瓤，切成厚薄均匀的片；红枣泡发洗净。

2 南瓜片装入盘中，摆上红枣。

3 蒸锅上火，放入南瓜片和红枣，蒸约30 分钟，至南瓜熟烂即可。

南瓜蒸食更营养

南瓜清蒸，营养保留完全，可帮助高血压患者改善肝肾功能。

南瓜紫米粥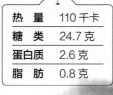

热 量	110 千卡
糖 类	24.7 克
蛋白质	2.6 克
脂 肪	0.8 克

材料 南瓜 150 克，紫米 60 克，大米 20 克，红枣 15 克。

做法

1 南瓜洗净，去皮除子，切小块；红枣洗净，去核；大米洗净；紫米淘洗干净，浸泡 2 小时。

2 锅置火上，倒入适量清水，放入紫米、大米、南瓜块、红枣，用大火煮沸，转小火继续熬煮至粥黏稠即可。

南瓜 + 紫米，降压好搭档 ————

南瓜含有丰富的膳食纤维，可以促进消化，并且南瓜中富含碳水化合物，可作为部分主食食用。紫米低钠、富含花青素，有很好的抗氧化作用。

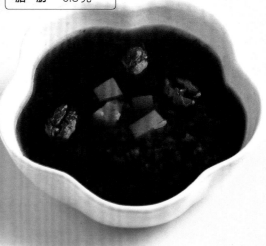

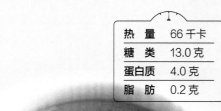

热 量	66 千卡
糖 类	13.0 克
蛋白质	4.0 克
脂 肪	0.2 克

南瓜绿豆汤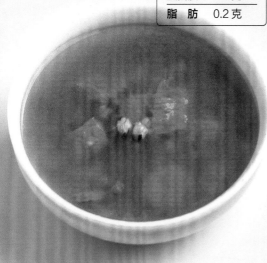

材料 绿豆 50 克，南瓜 150 克。

调料 冰糖 5 克。

做法

1 绿豆淘洗干净，用清水浸泡 4 小时；南瓜去皮，除瓤和子，切块。

2 锅置火上，放入绿豆及适量清水，大火烧沸后转小火煮至绿豆八成熟，下入南瓜块煮至熟软，加冰糖煮化即可。

南瓜最好选红皮的 ————

红皮南瓜肉质紧实，不易被煮散。

南瓜糙米饭 主食

材料　大米 100 克，糙米 40 克，南瓜 50 克，菠菜
　　　　20 克。

做法

1　糙米提前浸泡一夜；大米洗净；南瓜去皮、去子，
　　切成小碎块；菠菜洗净，入水焯熟，凉凉后切碎。

2　将浸泡好的糙米和大米放入电饭锅，按下"煮饭"
　　键，待电饭锅内的水煮开，打开盖，倒入南瓜块，
　　搅拌一下，继续煮至熟，将切碎的菠菜碎加入拌
　　匀即可。

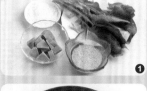

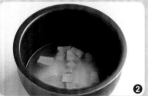

糙米+南瓜，能加速钠代谢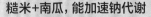

糙米搭配南瓜，可帮助身体排出多余的钠；蒸饭能更好
地保留降压营养成分，有利于稳定血压。

热　量	167 千卡
糖　类	36.9 克
蛋白质	4.0 克
脂　肪	0.7 克

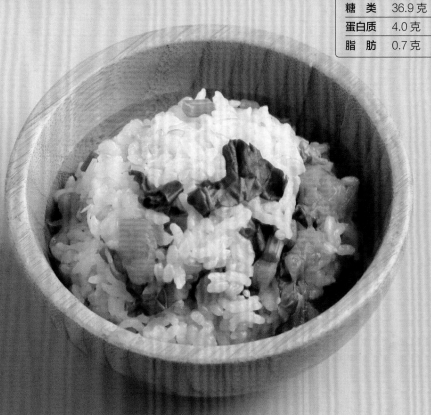

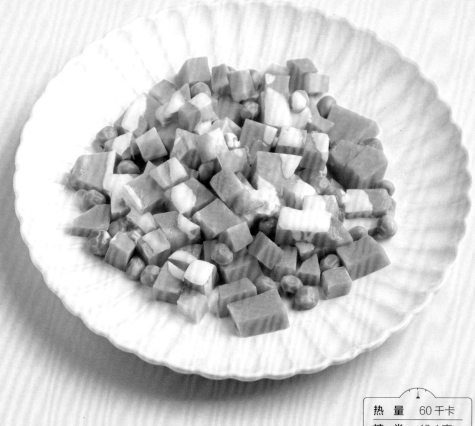

热　量	60 千卡
糖　类	12.4 克
蛋白质	2.8 克
脂　肪	0.6 克

南瓜沙拉 _{凉菜}

材料 南瓜 300 克，胡萝卜 100 克，豌豆 50 克，
酸奶 40 克。

做法

1 南瓜洗净，去皮去瓤，切丁；胡萝卜洗净，去皮，
切丁。

2 南瓜丁、胡萝卜丁和豌豆煮熟捞出，凉凉；将南
瓜丁、胡萝卜丁、豌豆盛入碗中，加入酸奶拌匀
即可。

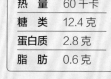

❶

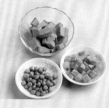

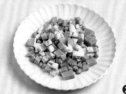

❷

南瓜 + 胡萝卜，明目、调血压

南瓜中含有丰富的钾离子和膳食纤维，可以促进体内多
余的钠排出；胡萝卜含胡萝卜素等有益成分。两者搭配
食用，对调节血压有益。

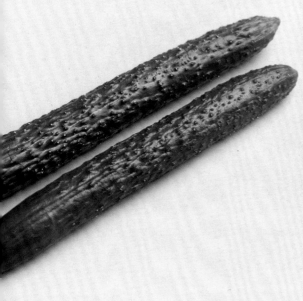

黄瓜

利尿降脂，控血压

热量: 16 千卡 /100 克可食部
降血压营养成分: 钾、丙醇二酸
推荐用量: 100 ~ 200 克 / 天
降压最佳吃法: 生食、凉拌

热 量	25 千卡
糖 类	3.3 克
蛋白质	1.1 克
脂 肪	1.0 克

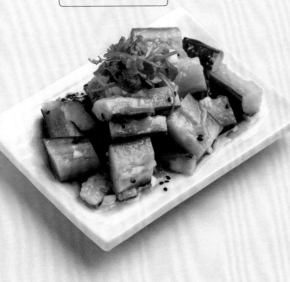

拍黄瓜 凉菜

材料 黄瓜 300 克，黑芝麻 5 克。
调料 醋、蒜末、香菜碎各 5 克，香油少许。

做法

1 黄瓜洗净，用刀拍至微碎，切成块状；黑芝麻洗净，放锅中干锅焙香。
2 黄瓜块置于盘中，加黑芝麻、蒜末、香菜碎、醋和香油拌匀即可。

做凉拌黄瓜，可用蒜末、醋、香油替代盐

做凉拌黄瓜时，加入蒜末、醋、香油能提升黄瓜口感，即使不放盐也很美味。

热量	24 千卡
糖类	4.5 克
蛋白质	1.6 克
脂肪	0.3 克

热量	16 千卡
糖类	3.1 克
蛋白质	0.8 克
脂肪	0.2 克

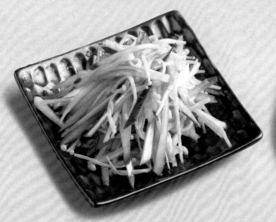

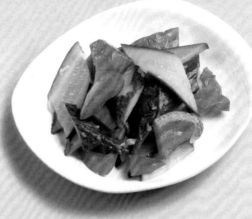

金针菇拌黄瓜 凉菜

材料 金针菇、黄瓜各150克。

调料 葱丝、蒜末各5克，醋3克，盐1克，香油2克。

做法

1 金针菇去根，洗净，入沸水中焯透，捞出，沥干水分，凉凉，切段；黄瓜洗净，去蒂，切丝。

2 取小碗，放入葱丝、蒜末、醋、盐和香油拌匀，对成调味汁。

3 取盘，放入金针菇和黄瓜丝，淋入调味汁拌匀即可。

甜椒炒黄瓜 热菜

材料 黄瓜250克，红甜椒50克。

调料 葱花5克，盐2克。

做法

1 红甜椒洗净，去蒂除子，切块，放入沸水中焯烫一下；黄瓜洗净，切片。

2 炒锅置火上倒入油，待油烧至六成热时，放入葱花炒香，倒入红甜椒块和黄瓜片翻炒3分钟，用盐调味即可。

吃黄瓜时不要削皮

黄瓜皮中所含的异槲皮苷有较好的利尿作用，可起到辅助降血压的功效。所以，吃黄瓜时最好不要削皮。

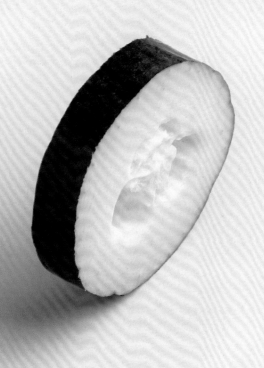

冬瓜

减肥降压功效好

热量: 12 千卡 /100 克可食部
降血压营养成分: 钾、丙醇二酸、葫芦巴碱
推荐用量: 100 克 / 天
降压最佳吃法: 炖汤

冬瓜烩虾仁 热菜

热 量	25 千卡
糖 类	2.0 克
蛋白质	3.9 克
脂 肪	0.4 克

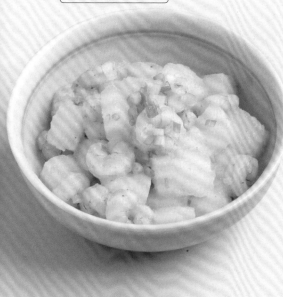

材料 虾仁 25 克, 冬瓜 250 克。
调料 葱花、花椒粉各适量, 盐、香油各 1 克。

做法

1 虾仁洗净; 冬瓜去皮、瓤, 洗净, 切块。
2 炒锅倒入植物油烧至七成热, 下葱花、花椒粉炒出香味, 放入冬瓜块、虾仁和适量水烩熟, 调入盐、香油即可。

冬瓜可利尿降压
冬瓜含钠低、含钾高, 有利尿降压、清热消肿的功效。

海带冬瓜排骨汤 汤类

材料 排骨 500 克，冬瓜 200 克，水发海带 150 克。

调料 姜片 5 克，胡椒粉、盐各 2 克，葱花 3 克，白醋少许。

做法

1 海带洗净，切小块；冬瓜去皮，切块；排骨洗净，切块备用。

2 炒锅内放少许底油，下排骨和姜片炒出香味。

3 汤锅烧热，倒入炒好的排骨，加足量清水，滴白醋。

4 盖上锅盖，大火烧开后转小火慢炖半小时左右，加入海带块煮 1 小时。

5 倒入冬瓜块，煮至冬瓜熟软，调入盐、胡椒粉、葱花即可。

烹制冬瓜时，盐要少放、晚放

煲冬瓜汤时应清淡，出锅前加少许盐即可，口感好，也做到了低盐。

热 量	477 千卡
糖 类	3.3 克
蛋白质	28.6 克
脂 肪	38.7 克

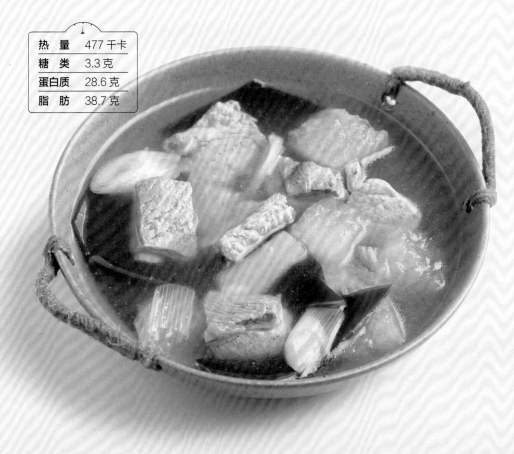

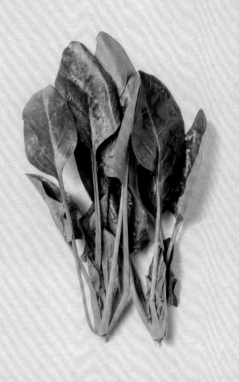

菠菜

抗氧化，降血脂

热量: 28 千卡 /100 克可食部
降血压营养成分：维生素 C、钾
推荐用量：100 ~ 150 克 / 天
降压最佳吃法：炖汤、凉拌

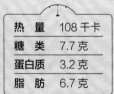

热　量	108 千卡
糖　类	7.7 克
蛋白质	3.2 克
脂　肪	6.7 克

花生菠菜

材料　熟花生米 45 克，菠菜 300 克。
调料　蒜末、香油各 4 克，盐 2 克。
做法

1 熟花生米去皮；菠菜择洗干净，入沸水中焯 30 秒，捞出，凉凉，沥干水分，切段。

2 盘中放入菠菜段、花生米，用蒜末、盐和香油调味即可。

如何减少菠菜中草酸的含量

菠菜富含草酸，会影响人体对钙的吸收，所以烹调菠菜前宜用沸水将其焯透，以减少草酸的含量。

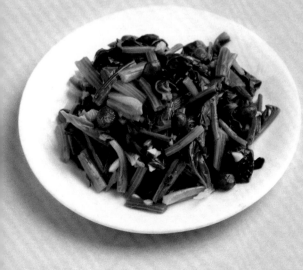

菠菜炒鸡蛋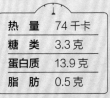

材料　菠菜 300 克，鸡蛋 2 个（120 克）。

调料　葱末、姜末、盐各 2 克。

做法

1　菠菜洗净，焯水，捞出沥干，切段；鸡蛋打成蛋液，炒成块后盛出。

2　油锅烧热，爆香葱末、姜末，放菠菜段炒至断生，倒入鸡蛋，加盐，翻匀即可。

菠菜不宜久炒 ————

菠菜是焯过水的，不要炒时间太久，否则影响口感。

热　量	86 千卡
糖　类	5.6 克
蛋白质	7.9 克
脂　肪	3.8 克

菠菜猪血汤

材料　猪血 300 克，菠菜 200 克。

调料　盐 2 克，姜片 8 克，葱花 5 克，香油少许。

做法

1　菠菜洗净，焯水后切段；猪血洗净后切块。

2　锅内放植物油烧热，炒香姜片、葱花，放适量开水、猪血块煮沸，加菠菜段稍煮，加盐、香油调味即可。

菠菜根食用时不宜丢掉 ————

菠菜根不仅含有膳食纤维、维生素、铁等多种营养成分，也是药食两用的好食材，因此吃菠菜时最好连根一起食用。这道汤还有很好的补血作用。

热　量	74 千卡
糖　类	3.3 克
蛋白质	13.9 克
脂　肪	0.5 克

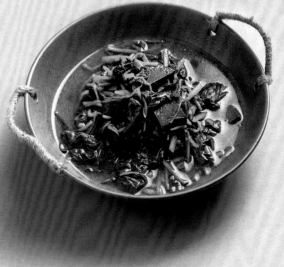

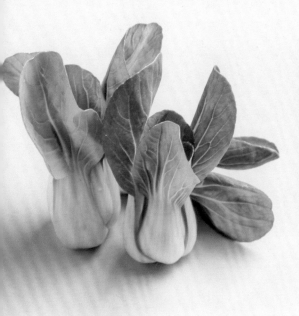

油菜

利尿通便

热量: 25 千卡 /100 克可食部
降血压营养成分: 钾、钙
推荐用量: 100 ~ 150 克 / 天
降压最佳吃法: 炒食

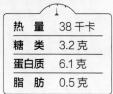

热 量	38 千卡
糖 类	3.2 克
蛋白质	6.1 克
脂 肪	0.5 克

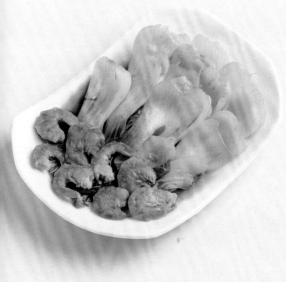

海米拌油菜

材料 嫩油菜 300 克，海米 30 克。
调料 盐 2 克，醋 3 克，香油少许。
做法

1 油菜洗净；海米用温水泡发洗净，炒熟。

2 将油菜放入沸水中焯一下，捞出过凉，沥干水分，放在盘中。

3 海米放油菜上，用盐、醋、香油调成调味汁，浇在海米和油菜上，拌匀即可。

油菜 + 海米，补钙、清热 ———
油菜和海米同食，不仅能提供丰富的维生素和钙质，还能消肿散血、清热解毒。

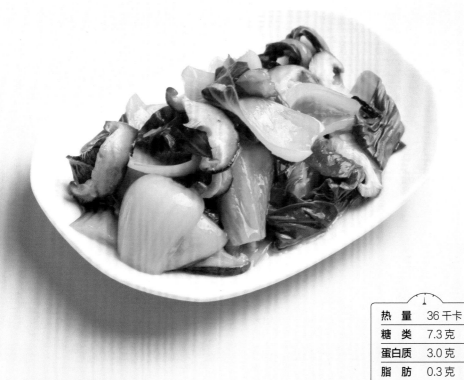

热 量	36 千卡
糖 类	7.3 克
蛋白质	3.0 克
脂 肪	0.3 克

香菇油菜 热菜

材料 油菜 300 克，干香菇 40 克。

调料 白糖、盐各 1 克，酱油 2 克。

做法

1 油菜择洗干净，沥干；香菇用温水泡发，去蒂，挤干水分，切片。

2 炒锅置火上，倒油烧热，放入油菜翻炒片刻，加盐调味，盛出待用。

3 锅置火上，倒油烧至五成热，放入香菇片翻炒均匀，调入酱油炒至香菇熟，加白糖，放入炒熟的油菜翻炒均匀即可。

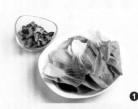

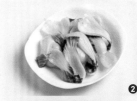

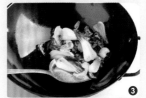

油菜 + 香菇，预防便秘 ———————

油菜和香菇都富含膳食纤维，搭配食用能促进肠道蠕动，减少脂肪在体内的堆积，预防便秘。

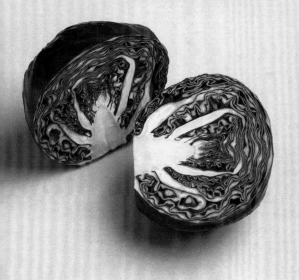

紫甘蓝

降压调脂

热量: 25 千卡 /100 克可食部
降血压营养成分: 钾、花青素
推荐用量: 50 ~ 100 克 / 天
降压最佳吃法: 凉拌,炒食

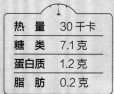

热　量	30 千卡
糖　类	7.1 克
蛋白质	1.2 克
脂　肪	0.2 克

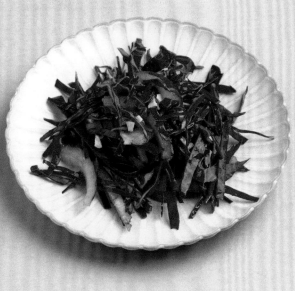

凉拌紫甘蓝 凉菜

材料　紫甘蓝 200 克,洋葱 100 克。
调料　蒜末 6 克,盐 2 克,花椒油、胡椒粉各 1 克。

做法

1 紫甘蓝洗净,切丝;洋葱去老皮,洗净,切丝。

2 把蒜末、胡椒粉、盐、花椒油搅拌均匀制成调味汁,均匀地浇在切好的菜丝上,拌匀即可。

紫甘蓝是钾的良好来源

每 100 克紫甘蓝含钾 120 毫克以上。钾能促进体内钠的排出,有利于降血压,是高血压患者的理想食材。

紫甘蓝拌掐菜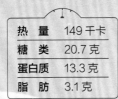

热 量	27 千卡
糖 类	6.0 克
蛋白质	1.6 克
脂 肪	0.2 克

材料 紫甘蓝 200 克，绿豆芽 100 克，柿子椒 80 克。

调料 白醋 3 克，香油 2 克，白糖 1 克。

做法

1 紫甘蓝洗净，切丝；绿豆芽洗净，去根；柿子椒洗净，切丝。

2 将紫甘蓝丝、绿豆芽和柿子椒丝分别焯水，捞出过凉，加入所有调料拌匀即可。

紫甘蓝 + 绿豆芽，降血脂、提高免疫力

紫甘蓝搭配绿豆芽，有调脂降压、促便、提高免疫力的功效。

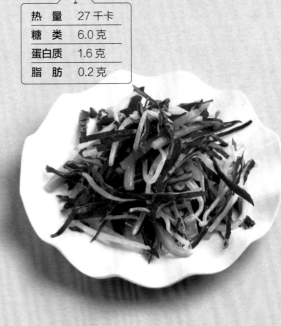

紫甘蓝鸡丝

热 量	149 千卡
糖 类	20.7 克
蛋白质	13.3 克
脂 肪	3.1 克

材料 紫甘蓝 200 克，柿子椒、胡萝卜、鸡胸肉各 50 克。

调料 葱花 5 克，盐 2 克，香油少许。

做法

1 紫甘蓝洗净，切丝；胡萝卜去皮，洗净，切丝；柿子椒洗净，去蒂除子，切丝；鸡胸肉洗净，切丝。

2 锅置火上，倒入油烧热，放葱花炒香，放入鸡丝和胡萝卜丝煸熟，下入紫甘蓝丝和柿子椒丝翻炒 1 分钟，用盐、香油调味即可。

可加入适量白醋

炒制此菜时，倒入适量白醋不仅可让紫甘蓝保持艳丽的颜色，还有软化血管的作用。

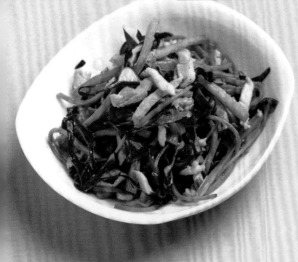

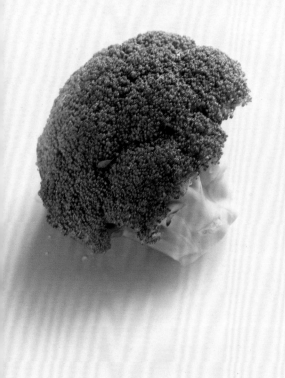

西蓝花

增强血管弹性，调节血压

热量：36 千卡 /100 克可食部
降血压营养成分：维生素 C、叶绿素
推荐用量：50 ~ 100 克 / 天
降压最佳吃法：凉拌、炒食

热量	37 千克
糖类	6.6 克
蛋白质	3.6 克
脂肪	0.6 克

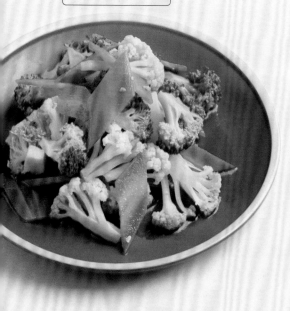

什锦西蓝花

材料 西蓝花、菜花各 200 克，胡萝卜 50 克。

调料 白糖 3 克，醋 8 克，香油 1 克，盐 2 克。

做法

1 西蓝花、菜花分别洗净，掰小朵；胡萝卜洗净，去皮，切片。

2 将西蓝花、菜花、胡萝卜片放入开水中焯熟，凉凉。

3 将西蓝花、菜花、胡萝卜片放入盘中，加白糖、香油、醋、盐搅拌均匀即可。

西蓝花 + 菜花，有利于调节血压

西蓝花和菜花中的类黄酮能清除血管上沉积的胆固醇，防止血小板凝集，有效降低血液中胆固醇的含量，常食有利于调节血压。

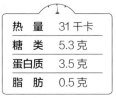

热 量	36 千卡
糖 类	5.5 克
蛋白质	3.8 克
脂 肪	0.9 克

热 量	31 千卡
糖 类	5.3 克
蛋白质	3.5 克
脂 肪	0.5 克

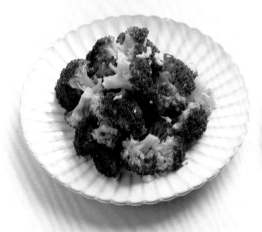

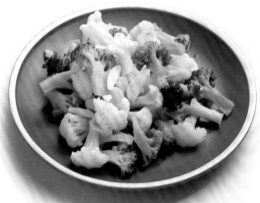

蒜蓉西蓝花 热菜

材料 西蓝花 300 克，蒜蓉 20 克。

调料 盐 2 克，水淀粉、香油各适量。

做法

1 西蓝花洗净，去柄，掰成小朵。

2 锅置火上，倒入清水烧沸，将西蓝花焯至断生，捞出。

3 锅内放油烧至六成热，将蒜蓉下锅爆香，倒入西蓝花快速翻炒，加盐炒匀，用水淀粉勾芡，点香油即可。

烹调西蓝花，宜短时间加热 ————

烹调西蓝花尽量选择短时间加热的方法，焯烫断生之后马上盛出，以保持蔬菜的脆嫩感，并发挥其抗癌、降压等功效。

双色菜花 热菜

材料 西蓝花、菜花各 200 克。

调料 蒜片、盐各适量。

做法

1 西蓝花和菜花洗净，掰成小朵，放入开水锅中焯水，捞出过凉备用。

2 锅中放油烧热，加蒜片爆香，放入焯好的西蓝花和菜花，加盐，翻炒均匀即可。

西蓝花可与多种食材清炒 ————

西蓝花可单独清炒，也适合和虾仁、牛肉、菜花、木耳等肉类、蔬菜一起炒食，不仅营养丰富，而且很美味。

牛肉炒西蓝花 热菜

材料　西蓝花 250 克，牛肉 150 克，胡萝卜 100 克。

调料　料酒 2 克，淀粉 5 克，盐 1 克，酱油、蒜蓉、姜末各 3 克。

做法

1 牛肉洗净，切薄片，放入碗中，加料酒、酱油、淀粉腌渍 15 分钟；西蓝花洗净，掰小朵，放入沸水中焯一下，沥干；胡萝卜去皮，洗净，切片。

2 锅置火上，倒油烧至五成热，下牛肉片滑散，待牛肉变色时捞出，沥油。

3 锅留底油烧热，下蒜蓉、姜末炒香，加入胡萝卜片、西蓝花翻炒，将牛肉片下锅，加料酒后略炒，再加盐炒匀即可。

烹饪时如何给西蓝花提味 ————————

西蓝花本身不易入味，且口感清淡，在烹饪时可加些肉类或大蒜等调味品来提味。

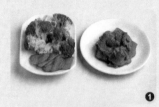

❶

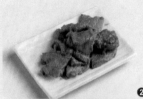

❷

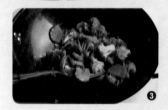

❸

热　量	96 千卡
糖　类	6.8 克
蛋白质	13.2 克
脂　肪	2.7 克

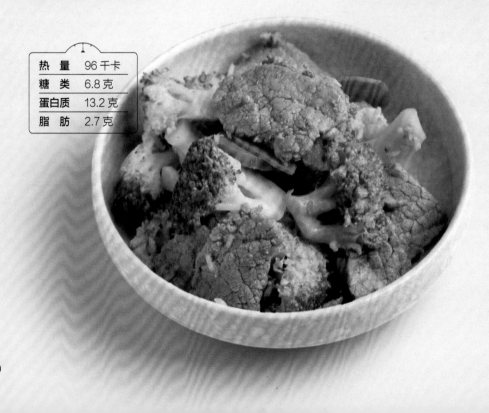

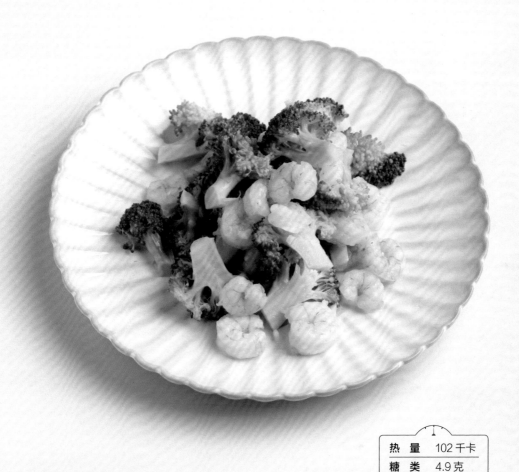

热 量	102 千卡
糖 类	4.9 克
蛋白质	19.2 克
脂 肪	1.7 克

西蓝花炒虾仁 热菜

材料 西蓝花 400 克，虾仁 100 克。

调料 盐 2 克，蒜末、料酒各适量。

做法

1 西蓝花去粗茎，分成小朵，放入加了盐的沸水中焯烫，捞出沥水；虾仁洗净，挑去虾线。

2 锅内倒植物油烧热，放入蒜末炒香，加虾仁，中火拌炒，淋少许料酒，放入西蓝花，用大火爆炒，加盐调味即可。

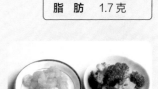

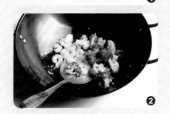

西蓝花用开水焯烫，更容易消化 ───────

西蓝花用开水焯过后不仅口感更好，而且更容易消化。

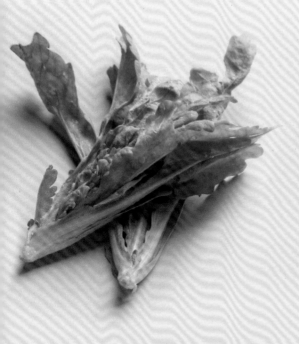

茼蒿

利尿，清热

热量: 24 千卡 /100 克可食部
降血压营养成分: 挥发油、钾
推荐用量: 50 ～ 100 克 / 天
降压最佳吃法: 凉拌、炒食

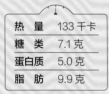

热 量	133 千卡
糖 类	7.1 克
蛋白质	5.0 克
脂 肪	9.9 克

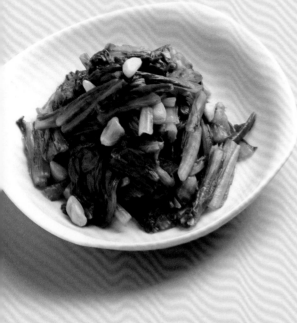

双仁拌茼蒿

材料 茼蒿 300 克，松仁、花生米各 25 克。

调料 盐、香油各 2 克。

做法

1 将茼蒿择洗干净，下入沸水中焯 1 分钟，捞出，凉凉，沥干水分，切段；松子仁和花生米挑去杂质。

2 炒锅置火上烧热，分别放入松仁和花生米焙熟，捞出，凉凉。

3 取盘，放入茼蒿段，加盐和香油拌匀，撒上松仁和花生米即可。

"双仁"富含不饱和脂肪酸 ————

松仁和花生米含有不饱和脂肪酸，能起到补肾益气、滋补健身的功效。茼蒿富含钾元素，有消肿利尿的功效。

茼蒿烧豆腐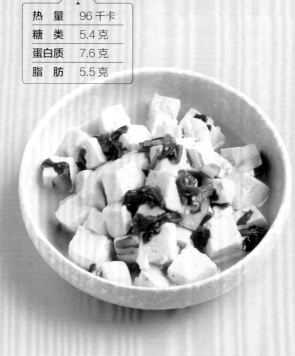

材料 茼蒿 150 克，豆腐 300 克。

调料 葱花 5 克，盐、水淀粉各适量。

做法

1 茼蒿择洗干净，切末；豆腐洗净，切丁。

2 炒锅置火上，倒入植物油烧至七成热，放葱花炒香，放入豆腐丁翻炒均匀。

3 锅中加适量清水，烧沸后转小火，倒入茼蒿末翻炒 2 分钟，用盐调味，用水淀粉勾芡即可。

茼蒿烹调时应大火快炒

茼蒿中含具有特殊香味的挥发油，遇热易挥发，烹调时应大火快炒，以保留更多营养。

热 量	96 千卡
糖 类	5.4 克
蛋白质	7.6 克
脂 肪	5.5 克

淡菜茼蒿汤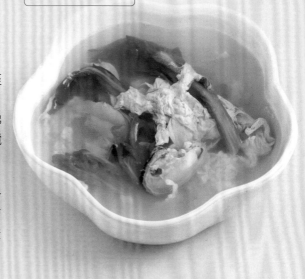

材料 淡菜干 15 克，茼蒿 200 克，鸡蛋 1 个（60 克）。

调料 盐 2 克，香油少许。

做法

1 将鸡蛋打在碗里，搅打均匀。

2 茼蒿去根洗净；淡菜干浸泡 2 小时至软，洗净。

3 淡菜放入汤锅内，加适量清水，煮沸后放入茼蒿，再次煮沸后倒入蛋液搅匀稍煮，加盐、香油调味即可。

茼蒿 + 鸡蛋，促进营养吸收

茼蒿中含有较多的脂溶性维生素——胡萝卜素，与鸡蛋一起食用，可促进胡萝卜素的吸收和利用。

热 量	63 千卡
糖 类	0.3 克
蛋白质	6.3 克
脂 肪	2.4 克

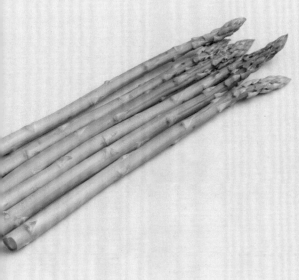

芦笋

增强毛细血管弹性

热量: 22 千卡 /100 克可食部

降血压营养成分: 钾、槲皮素

推荐用量: 50 克 / 天

降压最佳吃法: 炒食、做汤

热　量	19 千卡
糖　类	3.3 克
蛋白质	2.6 克
脂　肪	0.1 克

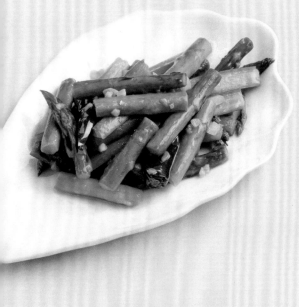

炝炒芦笋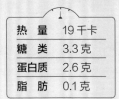

材料　芦笋 300 克。

调料　干辣椒、花椒各 2 克，蒜末、料酒各 5 克，盐 3 克。

做法

1　芦笋洗净，去老皮，焯烫，切段。

2　锅内倒油烧热，爆香花椒、蒜末、干辣椒，倒芦笋段，加盐、料酒炒熟即可。

焯芦笋应掌控好火候和时间

焯芦笋的时间不宜过长，焯过应马上过凉，以免影响其脆嫩的口感。芦笋中含有丰富的叶酸，但叶酸遇热很容易被破坏，一定要注意避免长时间高温烹煮。

鲜虾芦笋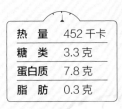

材料 芦笋 250 克，鲜海虾 100 克。

调料 葱花、姜末各 4 克，盐、料酒、淀粉各 2 克。

做法

1 芦笋去老皮，洗净，切段；鲜海虾去虾须，剪开虾背，挑出虾线，洗净，用料酒、淀粉腌渍 10 分钟。

2 锅置火上，倒入植物油烧至七成热，放葱花、姜末炒香，放入鲜海虾、芦笋段翻炒至熟，加盐调味即可。

热 量	452 千卡
糖 类	3.3 克
蛋白质	7.8 克
脂 肪	0.3 克

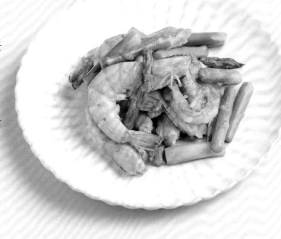

热 量	129 千卡
糖 类	5.0 克
蛋白质	20.4 克
脂 肪	3.2 克

芦笋鲫鱼汤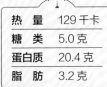

材料 鲫鱼 1 条（约 350 克），芦笋 50 克。

调料 盐、料酒、香油各适量。

做法

1 将鲫鱼去鳞及内脏，洗净，打花刀，用料酒略腌；芦笋洗净，切斜片。

2 将鲫鱼、芦笋片放入锅内，加入适量清水，以大火烧开，撇净浮沫，改用小火慢煮至鲫鱼、芦笋熟，出锅前加适量盐、香油调味即可。

芦笋 + 鲫鱼，利尿、降血压 ————

芦笋有清热利尿的功能，搭配和中补虚、除湿利水的鲫鱼同食，可以健脾护肾、温中下气，非常适合高血压患者食用。

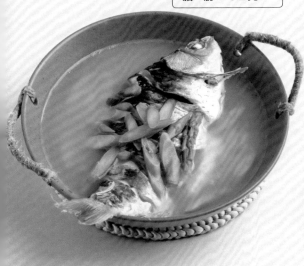

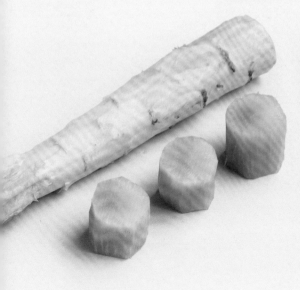

莴笋

调脂减肥

热量: 15 千卡 /100 克可食部
降血压营养成分: 钾
推荐用量: 100 克 / 天
降压最佳吃法: 凉拌、炒食

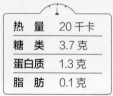

热 量	20 千卡
糖 类	3.7 克
蛋白质	1.3 克
脂 肪	0.1 克

凉拌莴笋丝 凉菜

材料 莴笋 400 克。
调料 醋 3 克,盐 1 克,香油 5 克。
做法
1 莴笋洗净,削皮,切细丝。
2 将莴笋丝放入容器中,加盐、香油、醋拌匀即可。

烹饪莴笋时少放盐 ——————
莴笋中的钾有利于排钠,且莴笋不"吃"盐,烹饪时少放盐才能保持其优势。

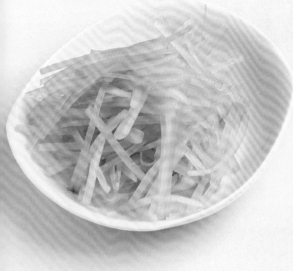

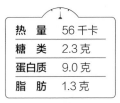

热 量	287 千卡
糖 类	13.3 克
蛋白质	2.5 克
脂 肪	0.3 克

热 量	56 千卡
糖 类	2.3 克
蛋白质	9.0 克
脂 肪	1.3 克

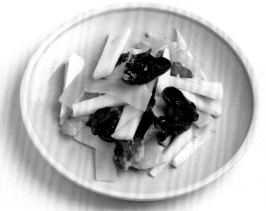

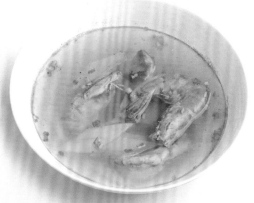

山药炒莴笋 热菜

材料 莴笋 200 克，山药 150 克，干木耳 5 克。

调料 醋 5 克，葱丝、盐各 3 克。

做法

1 莴笋洗净，去皮，切片；干木耳泡发，洗净，撕小朵；山药去皮，洗净，切片，入沸水中焯一下。

2 锅内倒油烧热，爆香葱丝，倒入莴笋片、木耳、山药片炒熟，放盐、醋调味即可。

莴笋 + 山药，可润肺、清肠 ——————

莴笋中含有膳食纤维和水分，能有效促进肠道蠕动，帮助消化；山药有健脾润肺的功效。

鲜虾莴笋汤 汤类

材料 莴笋 250 克，鲜虾 150 克。

调料 盐 2 克，葱末、姜丝各适量。

做法

1 鲜虾洗净，剪去须，剪开虾背，挑去虾线，洗净；莴笋去皮去叶，洗净，切菱形片。

2 锅置火上，倒油烧至七成热，放入葱末、姜丝爆香，放入莴笋片翻炒均匀，加入适量清水，大火煮开后放入鲜虾，转中火煮至鲜虾和莴笋块熟透，加盐调味即可。

不宜选用冷冻虾仁 ——————

烹制此汤，要选择新鲜的活虾。尽量不要选择冷冻虾或虾仁，否则会影响口感和营养。

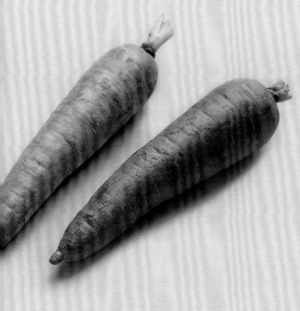

胡萝卜

明目，保护血管

热量: 39 千卡 /100 克可食部
降血压营养成分: 维生素 C、钾
推荐用量: 100 克 / 天
降压最佳吃法: 炒食、炖汤、做馅

热 量	80 千卡
糖 类	7.5 克
蛋白质	7.8 克
脂 肪	3.6 克

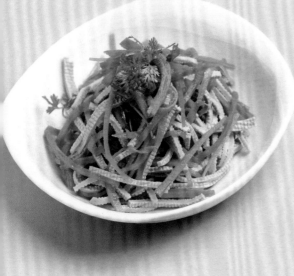

豆腐丝拌胡萝卜 凉菜

材料 胡萝卜 200 克，豆腐丝 100 克。
调料 盐 3 克，香菜末、醋各适量，香油 2 克。

做法

1 将豆腐丝洗净，切段，放入沸水中焯透；胡萝卜洗净，切成细丝，放入沸水中焯一下。

2 将胡萝卜丝、豆腐丝放入盘内，加盐、醋、香菜末和香油拌匀即可。

胡萝卜中的膳食纤维可促进肠道蠕动 —— 胡萝卜含有膳食纤维，其在肠道中体积容易膨胀，是肠道中的"充盈物质"，可促进肠道蠕动，从而通便防癌。

胡萝卜馅饼 主食

热　量	356 千卡
糖　类	60.3 克
蛋白质	16.1 克
脂　肪	6.5 克

材料　胡萝卜 300 克，鸡蛋 2 个（120 克），牛奶 150 克，面粉 200 克，酵母 2 克。

调料　姜末 5 克，葱末 20 克，盐 3 克。

做法

1. 牛奶、酵母、面粉混合，揉成表面光滑的面团，静置醒发。
2. 胡萝卜洗净，擦丝。
3. 锅里放油，油热后打入鸡蛋滑炒至熟，盛出；放入胡萝卜丝、葱末、姜末炒至断生，调入盐，拌入鸡蛋。
4. 面团发酵至原体积 2 倍大，分成均匀的面剂；然后擀成面皮，放入馅料，制成馅饼生坯。
5. 电饼铛刷油，冷锅上饼铛，放入馅饼生坯烙至金黄即可。

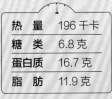

胡萝卜炖羊肉 热菜

热　量	196 千卡
糖　类	6.8 克
蛋白质	16.7 克
脂　肪	11.9 克

材料　胡萝卜、羊瘦肉各 250 克。

调料　葱花 5 克，酱油 4 克，料酒适量，盐 2 克。

做法

1. 胡萝卜洗净，切块；羊瘦肉洗净，切块，焯透。
2. 炒锅中倒入植物油烧至七成热，下葱花炒出香味，放入羊肉块翻炒片刻，加料酒、酱油翻炒均匀，加胡萝卜块和适量水炖熟，最后用盐、葱花调味即可。

胡萝卜与羊肉一起炖煮，有利于营养吸收

胡萝卜中的胡萝卜素是脂溶性维生素，与羊肉一起食用，可提高营养吸收。

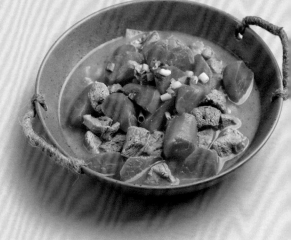

炒三丁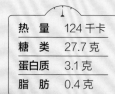

材料 胡萝卜100克，鸡胸肉、黄瓜各60克。

调料 盐3克，葱花、姜末各适量。

做法

1 将胡萝卜、鸡胸肉、黄瓜洗净，切成丁。

2 锅置火上，放入适量植物油，待油烧热后，下入胡萝卜丁、葱花、姜末翻炒，待胡萝卜丁八成熟时，放入鸡丁继续翻炒。

3 待鸡丁熟后，加入黄瓜丁略炒片刻，调入盐即可。

热　量	41 千卡
糖　类	3.9 克
蛋白质	4.4 克
脂　肪	1.1 克

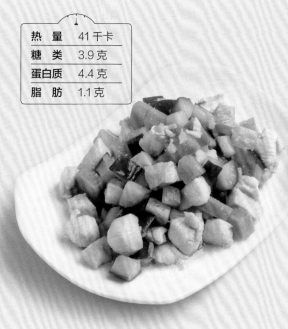

胡萝卜芹菜叶粥

热　量	124 千卡
糖　类	27.7 克
蛋白质	3.1 克
脂　肪	0.4 克

材料 大米100克，胡萝卜50克，芹菜叶30克。

做法

1 大米淘洗干净，浸泡30分钟；芹菜叶洗净，切碎；胡萝卜去皮，洗净，切小丁。

2 锅内放适量清水烧开，放入大米煮沸，转小火熬粥。

3 将胡萝卜丁放入粥内同煮，待其熟软后关火盛出，加入洗净、切碎的芹菜叶即可。

芹菜叶富含膳食纤维，可促进消化 ——
芹菜叶比芹菜茎含膳食纤维更多，可促进消化，增进食欲。

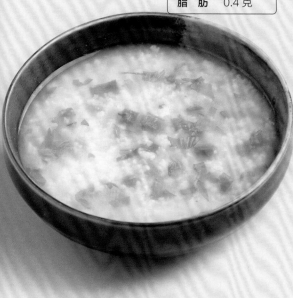

胡萝卜玉米棒骨汤 汤羹

材料　胡萝卜200克，嫩玉米1根（200克），猪棒骨500克。

调料　葱段、姜片各8克，盐2克，料酒5克，醋适量。

做法

1 猪棒骨剁成小段，洗净，放入开水锅中焯一下，捞出洗净。

2 玉米和胡萝卜洗净，切块备用。

3 砂锅放入适量清水，放入猪棒骨和葱段、姜片。

4 水烧开后撇去浮沫，倒入适量料酒、醋，放入玉米块，中小火继续炖煮。

5 炖1小时后，放入胡萝卜块继续煲30分钟，放入适量盐调味即可。

食用时应把玉米胚芽吃掉

玉米胚芽中富含维生素E，可降低血液中的胆固醇浓度。

热　量	491 千卡
糖　类	32.5 克
蛋白质	30.2 克
脂　肪	27.4 克

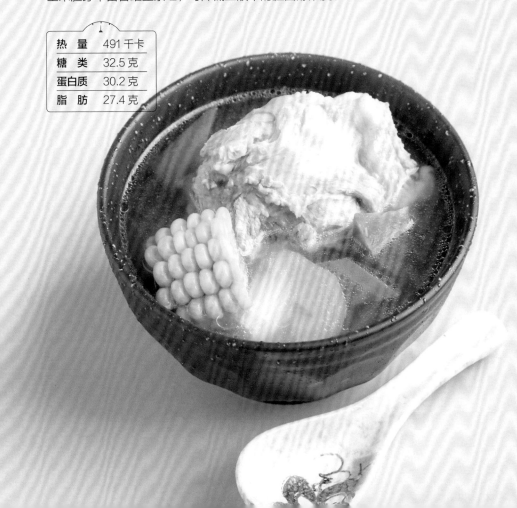

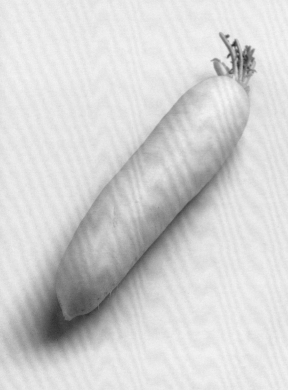

白萝卜

顺气，利尿

热量: 23 千卡 /100 克可食部
降血压营养成分: 维生素 C、膳食纤维
推荐用量: 50 ~ 100 克 / 天
降压最佳吃法: 凉拌、炖汤、做馅

椒油白萝卜 凉菜

热 量	11 千卡
糖 类	2.7 克
蛋白质	0.5 克
脂 肪	0.1 克

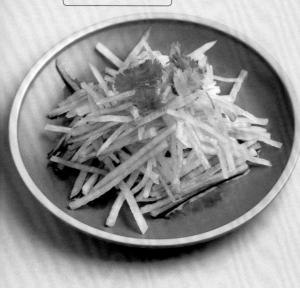

材料 白萝卜 200 克。

调料 醋、花椒粒、香菜段、白糖各适量，盐 1 克。

做法

1 白萝卜洗净，切丝。

2 锅置火上，倒入适量植物油，待油温烧至五成热，放入花椒粒炸出香味，拣出花椒粒，制成花椒油；取小碗，加醋、盐、白糖，淋入花椒油拌匀，制成调味汁。

3 取盘，放入白萝卜丝和香菜段，淋入调味汁拌匀即可。

热 量	312 千卡
糖 类	50.7 克
蛋白质	14.8 克
脂 肪	5.9 克

热 量	13 千卡
糖 类	2.1 克
蛋白质	1.4 克
脂 肪	0.1 克

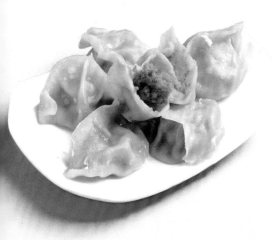

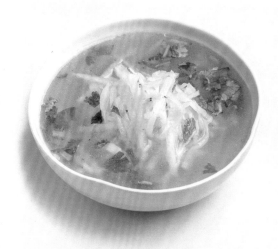

萝卜羊肉蒸饺 主食

材料 面粉 200 克，白萝卜、羊肉各
100 克。

调料 葱末 10 克，花椒粉 5 克，盐 2 克，
生抽 3 克，胡椒粉少许，香油适量。

做法

1 将白萝卜洗净，擦丝，用开水烫过，
凉凉后挤去水分。

2 羊肉洗净，剁馅，加生抽、花椒粉、
盐、胡椒粉搅拌成糊；羊肉糊中加白
萝卜丝、葱末、香油拌匀即为馅料。

3 将面粉加适量热水搅匀，揉成烫面面
团；取烫面面团搓条，下剂子，擀成
饺子皮；在饺子皮内包入馅料。

4 将饺子生坯放蒸笼中，大火蒸熟即可。

虾皮萝卜汤 汤羹

材料 白萝卜 150 克，虾皮 10 克。

调料 胡椒粉、香菜末、姜末、香油各
适量。

做法

1 白萝卜洗净，去皮，切成丝。

2 锅内加入适量清水、姜末，烧开后，
放入白萝卜丝煮至软，放入虾皮，加
胡椒粉、香油调味，最后撒上香菜末
即可。

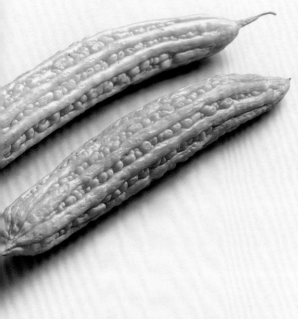

苦瓜

清火解毒，降压降脂

热量：22 千卡 /100 克可食部

降血压营养成分：维生素 C、钾、苦瓜苷

推荐用量：50 ~ 100 克 / 天

降压最佳吃法：凉拌、炒食

热 量	21 千卡
糖 类	4.6 克
蛋白质	1.0 克
脂 肪	0.1 克

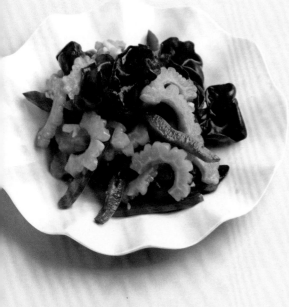

苦瓜拌木耳 凉拌

材料 苦瓜 200 克，水发木耳 50 克，红甜椒 25 克。

调料 蒜末 10 克，盐、生抽各 2 克，醋 5 克，橄榄油、白糖各 3 克。

做法

1 苦瓜洗净，去瓤，切片；木耳撕成小朵；红甜椒洗净，切丝；将蒜末、盐、生抽、醋、橄榄油调成汁备用。

2 将木耳、苦瓜片分别焯熟，捞出过凉。

3 将所有材料放在盘中，倒入调味汁，拌匀即可。

减轻苦瓜苦味的小窍门 ——————

烹调时加入少量白糖和醋，就可以去除苦瓜大部分的苦味。

蒜蓉苦瓜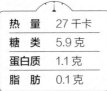

热 量	27 千卡
糖 类	5.9 克
蛋白质	1.1 克
脂 肪	0.1 克

材料 苦瓜 250 克，大蒜 20 克。

调料 白糖 5 克，盐 2 克。

做法

1 苦瓜洗净，对半剖开，去瓤，斜切成片。

2 大蒜去皮，洗净，剁成末。

3 锅置火上，放油烧热，放苦瓜片翻炒后放白糖、盐，炒至苦瓜渐软，关火，放入蒜末炒匀即可。

苦瓜 + 大蒜，降血压 ————————

苦瓜有保持血管弹性的作用，大蒜所含大蒜素有助于降脂，两者同食可起到降血压的作用。

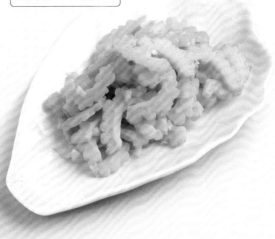

苦瓜菊花瘦肉汤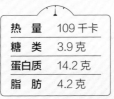

热 量	109 千卡
糖 类	3.9 克
蛋白质	14.2 克
脂 肪	4.2 克

材料 猪瘦肉 200 克，苦瓜 150 克，菊花 15 克。

调料 葱段、姜片、盐各适量。

做法

1 猪瘦肉洗净，焯水，切块；苦瓜洗净，去子，切片；菊花洗净，浸泡 5 分钟。

2 锅中倒入适量清水，烧沸后放入瘦肉块、苦瓜片、菊花、葱段、姜片，慢炖 1 小时，调入盐即可。

菊花可平肝明目，缓解高血压引起的头晕头痛 ————————

菊花具有疏风散热、平肝明目的功效，炖汤时放一点菊花，能够帮助高血压患者有效缓解头晕头痛、心烦失眠等症状。

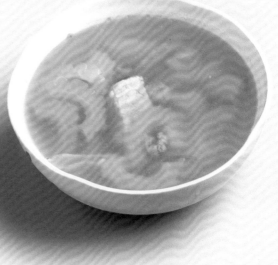

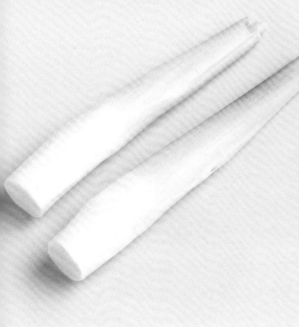

茭白

排钠降压

热量: 26 千卡 /100 克可食部
降血压营养成分: 钾、膳食纤维
推荐用量: 50 ~ 100 克 / 天
降压最佳吃法: 凉拌、炒食

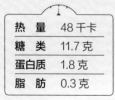

热　量	48 千卡
糖　类	11.7 克
蛋白质	1.8 克
脂　肪	0.3 克

凉拌茭白丝 凉菜

材料　茭白、胡萝卜各 250 克。
调料　盐 2 克，白糖 1 克，香油少许。
做法
1　茭白、胡萝卜洗净，去皮后切丝备用。
2　茭白丝、胡萝卜丝放入沸水锅中，焯水 1 分钟后捞出。
3　将茭白丝、胡萝卜丝放入凉水中冷却。
4　最后加入盐、白糖、香油调味即可。

凉拌茭白适合高血压患者夏季食用 ——
茭白可用来凉拌，高血压患者夏季食用较为适宜，可清热通便、除烦解酒。

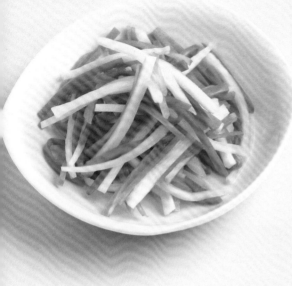

茭白炒肉片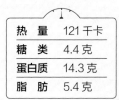

热 量	121 千卡
糖 类	4.4 克
蛋白质	14.3 克
脂 肪	5.4 克

材料 猪里脊肉、茭白各 200 克。

调料 葱末、蒜末各 5 克，水淀粉适量，
酱油 3 克，盐 1 克。

做法

1 茭白去皮，洗净，切片；猪里脊肉洗
净，切片，用酱油、水淀粉腌渍待用。

2 炒锅置火上，倒油烧至七成热，倒入
肉片滑熟，盛出待用。

3 锅留底油，放入葱末、蒜末煸香，放
入茭白片翻炒片刻，加入肉片、盐翻
炒入味即可。

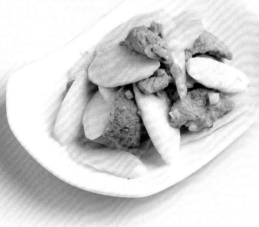

猪肉 + 茭白，促食增营养 ————

猪肉可提供优质蛋白质，茭白中富含钾，二
者搭配可促进食欲，营养互补。

热 量	17 千卡
糖 类	3.8 克
蛋白质	1.0 克
脂 肪	0.2 克

香菇茭白汤

材料 茭白 150 克，鲜香菇 50 克。

调料 葱花适量，盐 2 克。

做法

1 茭白去皮，洗净，切片；鲜香菇去蒂，
洗净，入沸水中焯透，捞出，切丝。

2 锅置火上，倒入适量植物油，待油烧
至七成热，放葱花炒香，放入茭白片
和香菇丝翻炒均匀，加适量清水煮至
茭白片熟透，用盐调味即可。

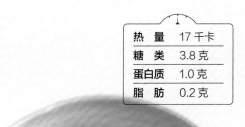

茭白 + 香菇，促进消化 ————

茭白可解热毒、除烦渴，配以补气益胃的
香菇，可增进食欲、帮助消化。

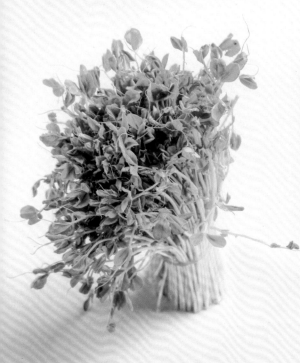

豌豆苗

促便，控血压

热量: 38 千卡 /100 克可食部
降血压营养成分: 钾、膳食纤维
推荐用量: 50 ~ 100 克 / 天
降压最佳吃法: 炒食、做汤

热 量	21 千卡
糖 类	1.7 克
蛋白质	3.2 克
脂 肪	0.5 克

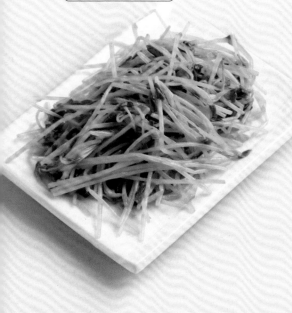

凉拌豌豆苗

材料 豌豆苗 200 克。
调料 蚝油、白糖、香油各适量。
做法
1 将豌豆苗择洗干净，放入沸水锅中烫熟后捞出，切段，放入盘中。
2 取小碗，放入蚝油、白糖、香油，调成味汁，浇在豌豆苗上拌匀即可。

豌豆苗可利尿消脂
高血压患者如果吃多了油腻食物，可以吃一些凉拌豌豆苗，一方面能消脂除腻，另一方面可促进肠道蠕动。

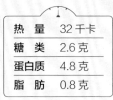

热 量	32 千卡
糖 类	2.6 克
蛋白质	4.8 克
脂 肪	0.8 克

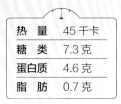

热 量	45 千卡
糖 类	7.3 克
蛋白质	4.6 克
脂 肪	0.7 克

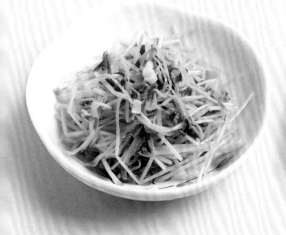

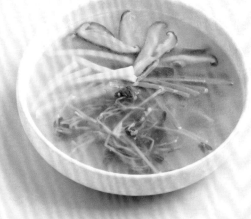

素炒豌豆苗 热菜

材料 豌豆苗300克。

调料 葱花、蒜末各3克，盐1克。

做法

1 豌豆苗择洗干净。

2 炒锅置火上，倒入适量植物油，待油烧至七成热，加葱花炒香。

3 放入豌豆苗炒香，加蒜末、盐调味即可。

常吃豌豆苗，可减重 ——————

豌豆苗中含丰富的钾和膳食纤维，有利于水肿型肥胖人群减肥轻身。

三丝豆苗汤 汤羹

材料 豌豆苗、鲜香菇各150克，竹笋100克，胡萝卜80克。

调料 香油2克，料酒、盐、姜末各1克。

做法

1 胡萝卜去皮，洗净，切丝；竹笋、香菇洗净，切丝；豌豆苗洗净。

2 胡萝卜丝、竹笋丝、香菇丝、豌豆苗分别焯水后放入大汤碗中。

3 锅置火上，放适量水烧开，加盐、料酒、姜末煮开，淋入香油，盛出，浇入已经放入三丝和豌豆苗的汤碗中即可。

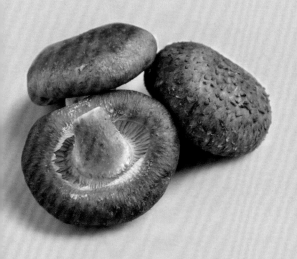

香菇

保护血管

热量: 26 千卡 /100 克可食部（鲜品）
降血压营养成分: 香菇多糖
推荐用量: 50 ~ 100 克 / 天（鲜品）
降压最佳吃法: 清蒸、做汤

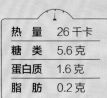

热　量	26 千卡
糖　类	5.6 克
蛋白质	1.6 克
脂　肪	0.2 克

蒸三素 热菜

材料 鲜香菇、胡萝卜、白菜各100克。
调料 盐2克，水淀粉适量，香油3克。
做法

1 鲜香菇、白菜、胡萝卜分别洗净，切丝。

2 取小碗，抹油，放香菇丝、胡萝卜丝、白菜丝蒸10分钟，倒扣入盘。

3 锅内倒少许水烧开，加盐、香油调味，淋水淀粉勾芡，将芡汁倒入盘中即可。

购买香菇不要选长得特别大的
长得特别大的香菇多是用激素催肥的，请不要选购。

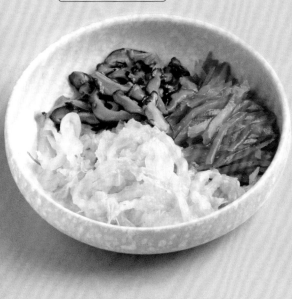

香菇西蓝花 热菜

热 量	27 千卡
糖 类	4.5 克
蛋白质	2.9 克
脂 肪	0.5 克

材料 鲜香菇、西蓝花各 150 克。

调料 葱花 5 克，盐 2 克。

做法

1 鲜香菇去蒂，洗净，入沸水中焯透，捞出，凉凉，切块；西蓝花洗净，掰成小朵，入沸水中焯 1 分钟，捞出。

2 炒锅置火上，倒入适量植物油，待油烧至七成热，放葱花炒出香味，放入香菇块和西蓝花翻炒均匀，用盐调味即可。

香菇可促进胆固醇的分解和排泄，改善动脉硬化 ——

香菇含有膳食纤维，有助于促进胆固醇的分解和排泄，改善动脉硬化，并使血压降低。

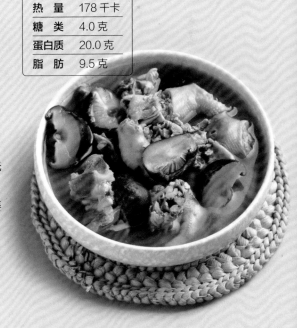

香菇鸡汤 汤羹

热 量	178 千卡
糖 类	4.0 克
蛋白质	20.0 克
脂 肪	9.5 克

材料 鸡半只（300 克），枸杞子 10 克，鲜香菇 5 朵。

调料 姜片 5 克，盐 3 克，香油 2 克，料酒适量。

做法

1 鸡洗净，切成块，焯去血水；香菇洗净，去蒂，切块；枸杞子洗净。

2 砂锅置火上，放入鸡块、香菇块、姜片、枸杞子，加入适量清水、料酒，大火烧开后转小火继续炖煮 50 分钟，撇去浮沫，淋入香油，调入盐即可。

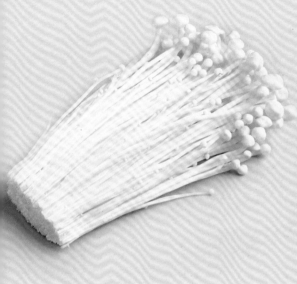

金针菇

通便，清热

热量：32 千卡 /100 克可食部
降血压营养成分：钾、膳食纤维
推荐用量：30 ～ 50 克 / 天
降压最佳吃法：凉拌、炒食

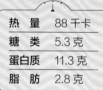

热　量	88 千卡
糖　类	5.3 克
蛋白质	11.3 克
脂　肪	2.8 克

金针菇拌鸡丝 凉菜

材料　金针菇 200 克，鸡胸肉 150 克。
调料　蒜末 3 克，香油、酱油各 2 克，
　　　　醋 4 克，盐 1 克。

做法

1　将鸡胸肉洗净，入沸水中焯烫至熟，
　捞出过凉，撕成丝；金针菇洗净，入
　沸水中焯熟，捞出过凉，沥干水分。

2　将鸡丝、金针菇丝放入容器内，加入
　蒜末、酱油、香油、盐、醋拌匀即可。

金针菇高钾低钠，保护血管

经常食用高钾低钠的金针菇可保护血管，
防止动脉壁受损，降低高血压患者发生脑
卒中的风险。

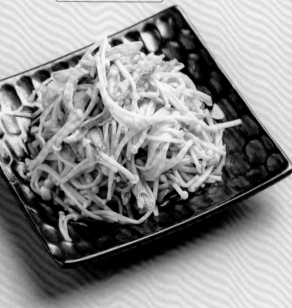

素炒金针菇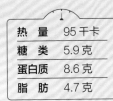

材料 金针菇 200 克，水发木耳 50 克。

调料 葱末、姜丝各 5 克，盐 1 克，高汤适量。

做法

1 金针菇洗净，去根；木耳洗净，撕小朵。

2 锅内倒油烧热，爆香葱末、姜丝，放木耳翻炒，下金针菇、盐、高汤翻炒至熟即可。

热 量	26 千卡
糖 类	5.0 克
蛋白质	1.9 克
脂 肪	0.3 克

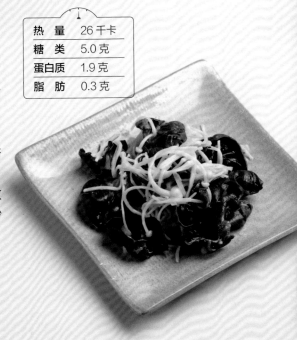

热 量	95 千卡
糖 类	5.9 克
蛋白质	8.6 克
脂 肪	4.7 克

金针菠菜豆腐汤

材料 豆腐 250 克，金针菇 100 克，菠菜 50 克，鲜虾 30 克。

调料 香油适量，浓汤宝半块。

做法

1 豆腐洗净，切块；鲜虾去头、去虾线，洗净；金针菇、菠菜去根，洗净，菠菜焯水。

2 锅中倒入清水大火烧开，加入浓汤宝，放入豆腐块、金针菇，转中火煮 10 分钟。

3 放入鲜虾、菠菜煮熟，关火，淋入香油即可。

浓汤宝不宜多

这道汤浓汤宝用量不宜多，以免摄入过多钠。也可用虾皮代替浓汤宝。

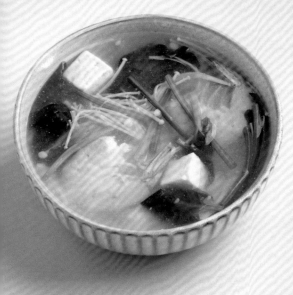

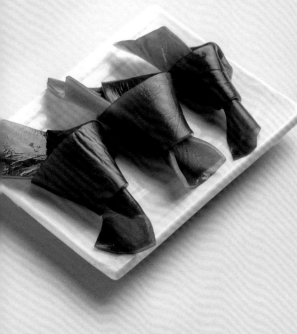

海带

降低血液黏度，补充碘

热量：13 千卡 /100 克可食部（鲜品）
降血压营养成分：钾、甘露醇
推荐用量：50～100 克（水发）
降压最佳吃法：凉拌、做汤

热　量	21 千卡
糖　类	3.5 克
蛋白质	1.7 克
脂　肪	0.2 克

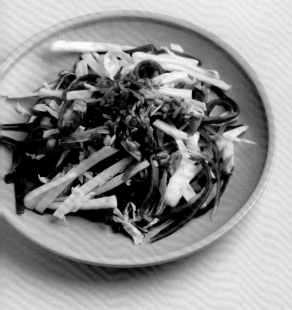

白菜心拌海带 凉菜

材料 白菜心 250 克，水发海带 100 克。

调料 香菜碎 20 克，蒜末 10 克，醋、
香油各 5 克，酱油 3 克，白糖 1 克。

做法

1 白菜心洗净，切丝；水发海带洗净，
切丝，放入沸水中煮 10 分钟，捞出
凉凉，沥干水分。

2 取盘，放入白菜丝和海带丝，将所有
调料制成调味汁，浇在上面拌匀即可。

白菜 + 海带，降压又调脂
白菜和海带都富含膳食纤维和钾，搭配食
用有不错的调脂降压、促便作用。

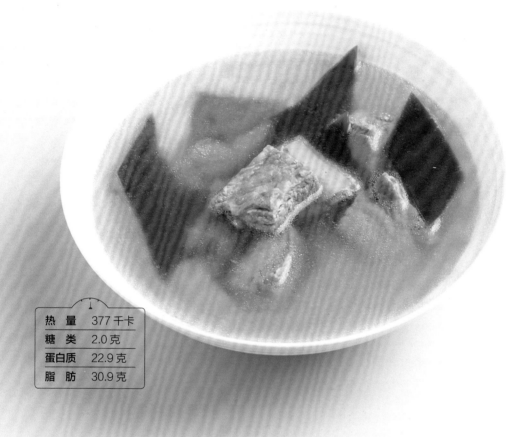

热 量	377 千卡
糖 类	2.0 克
蛋白质	22.9 克
脂 肪	30.9 克

海带排骨汤 汤羹

材料 猪排骨 400 克，水发海带 150 克。

调料 料酒、葱段、姜片各 10 克，盐 2 克，香油 3 克。

做法

1 海带洗净，切菱形片，焯水；排骨洗净，剁成段，焯水后捞出，去血污。

2 锅内加入适量清水，放入排骨、葱段、姜片、料酒，用大火烧沸，撇去浮沫，转用中火煲约 1 小时，倒入海带片，再用大火烧沸 20 分钟，加盐调味，淋入香油即可。

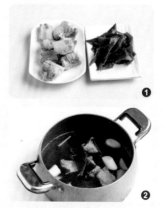

做海带排骨汤时也可加几片橘皮

加入几片洗净的橘皮，能去除异味和油腻，使汤的味道更鲜美。

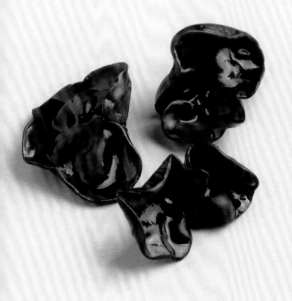

木耳

清肠降脂，预防血栓

热量: 27 千卡 /100 克可食部（水发）

降血压营养成分: 多糖、钾

推荐用量: 50 克 / 天（水发）

降压最佳吃法: 凉拌、做汤

凉拌双耳 凉菜

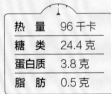

热 量	96 千卡
糖 类	24.4 克
蛋白质	3.8 克
脂 肪	0.5 克

材料 水发木耳、水发银耳各 100 克。

调料 红椒圈、葱花各 10 克，盐 3 克，
香油、醋各少许。

做法

1 将水发木耳和水发银耳洗净，撕成小
片，入沸水中焯 2 分钟，捞出凉凉，
沥干水分。

2 炒锅置火上，倒入适量植物油，待油
烧至七成热，放入葱花、红辣椒段炒
香，关火。

3 将炒锅内的油连同葱花、红椒圈均匀
地淋在木耳和银耳上，再用盐、醋、
香油调味即可。

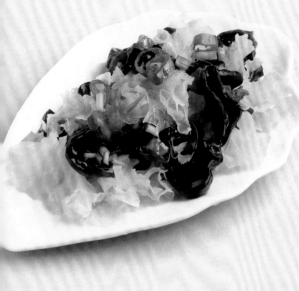

<table>
<tr><td>热 量</td><td>18 千卡</td></tr>
<tr><td>糖 类</td><td>4.1 克</td></tr>
<tr><td>蛋白质</td><td>1.0 克</td></tr>
<tr><td>脂 肪</td><td>0.2 克</td></tr>
</table>

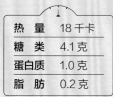

<table>
<tr><td>热 量</td><td>66 千卡</td></tr>
<tr><td>糖 类</td><td>3.2 克</td></tr>
<tr><td>蛋白质</td><td>5.8 克</td></tr>
<tr><td>脂 肪</td><td>3.6 克</td></tr>
</table>

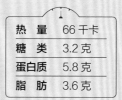

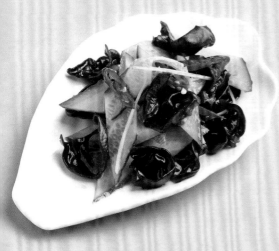

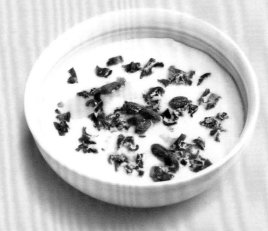

爽口木耳 凉菜

材料 水发木耳、黄瓜各 100 克。

调料 盐、蒜汁、葱丝、香油、白糖、红椒段、醋各适量。

做法

1 水发木耳去蒂，洗净，撕小朵，焯烫后捞出，冲凉，沥水；黄瓜洗净，切片。

2 将木耳片、黄瓜片、红椒段放入容器中，加入盐、香油、蒜汁、葱丝、白糖、醋拌匀即可。

木耳＋黄瓜，利尿、降压 ————

黄瓜低钠，木耳富含膳食纤维和铁，两者搭配食用，降压效果好。

木耳蒸蛋 热菜

材料 水发木耳 50 克，鸡蛋 2 个（120克），枸杞子 5 克。

调料 酱油、香油各 2 克。

做法

1 水发木耳洗净，切碎；鸡蛋打散，加入适量凉白开搅拌均匀，将切碎的木耳放入蛋液中。

2 锅内加水烧开，将备好的蛋液隔水蒸10 分钟，关火。

3 将洗净的枸杞子放在蒸蛋上，淋入酱油、香油即可。

蒸蛋的时候，锅盖不要盖严 ————

可用筷子隔开一条缝，这样蒸出的蛋更鲜、更嫩滑。

木耳烧圆白菜 热菜

材料 水发木耳 100 克，圆白菜 250 克。

调料 葱花 5 克，白糖、盐各 2 克。

做法

1 木耳洗净，撕成小片；圆白菜择洗干净，撕成小片。

2 炒锅置火上，倒入适量植物油，待油烧至七成热时放葱花炒香，放入木耳和圆白菜片翻炒 3 分钟，用盐、白糖调味即可。

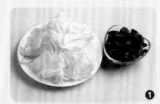

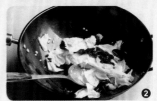

圆白菜有助消化

圆白菜中的膳食纤维可以增进食欲、促进消化、预防高血压患者出现便秘。

热 量	29 千卡
糖 类	5.8 克
蛋白质	1.8 克
脂 肪	0.2 克

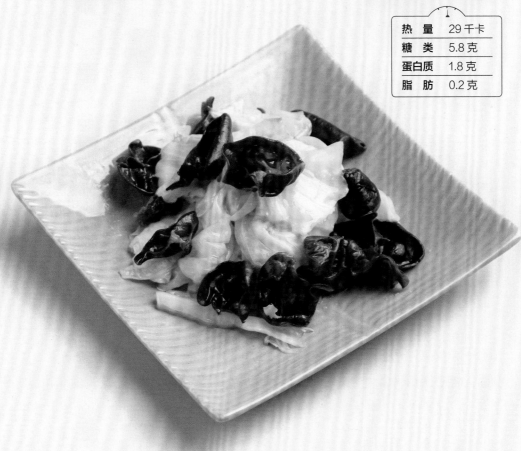

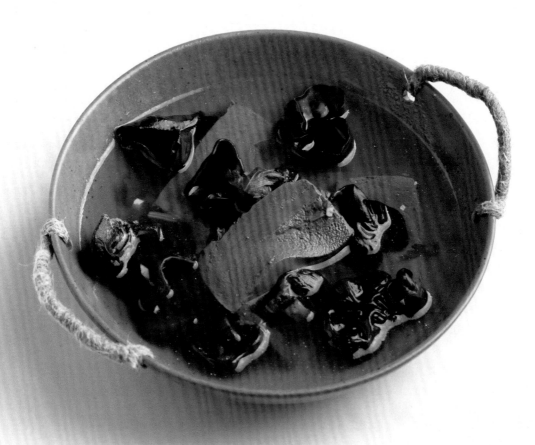

木耳鸭血汤 汤煲

材料 鸭血 200 克，水发木耳 50 克。

调料 姜末、香菜段各 5 克，盐、胡椒粉各 2 克，水淀粉、香油各少许。

热 量	77 千卡
糖 类	9.3 克
蛋白质	9.3 克
脂 肪	0.3 克

做法

1 鸭血洗净，切厚片；水发木耳洗净，撕成小片。

2 锅置火上，加适量清水，煮沸后放入鸭血片、木耳、姜末，再次煮沸后转中火煮 10 分钟，用水淀粉勾芡，撒上胡椒粉、香菜段、盐，淋香油即可。

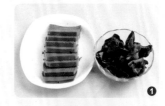

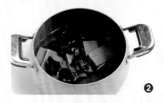

巧取木耳脏物 ————

水发木耳表面有一些细小的脏物，可用少许醋、盐、面粉或直接用淘米水轻轻搓洗木耳，能很快除去木耳表面的脏物。

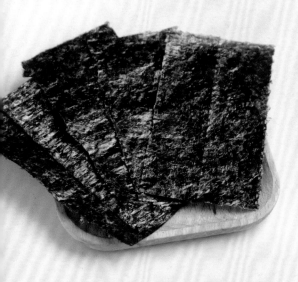

紫菜

补碘，促便

热量：250 千卡 /100 克可食部
降血压营养成分：钙
推荐用量：5 ～ 15 克 / 天
降压最佳吃法：做汤

热 量	60 千卡
糖 类	3.0 克
蛋白质	4.8 克
脂 肪	3.6 克

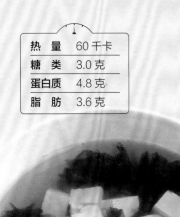

紫菜豆腐汤 汤羹

材料 免洗紫菜 5 克，豆腐 200 克。
调料 酱油、香油各 3 克，胡椒粉少许。
做法
1 将紫菜撕碎；豆腐洗净，切块。
2 砂锅中加适量水，煮沸后放入豆腐块，
再次煮沸后放入紫菜，放入酱油、胡
椒粉拌匀，淋入香油即可。

紫菜 + 豆腐，调节代谢
豆腐中的皂角苷会造成机体碘的缺乏，而
紫菜富含碘，二者同食，可使体内碘元素
处于平衡状态。

紫菜包饭 主食

热　量	93 千卡
糖　类	13.0 克
蛋白质	5.0 克
脂　肪	2.6 克

材料 熟米饭 100 克，干紫菜片适量，黄瓜、胡萝卜各 50 克，鸡蛋 1 个（60 克），熟白芝麻少许。

调料 盐、香油各适量。

做法

1 熟米饭中加盐、熟白芝麻和香油搅拌均匀；鸡蛋煎成蛋皮，取出后切长条；黄瓜洗净，切条；胡萝卜洗净，去皮，切条，焯熟。

2 取一张紫菜铺好，放上米饭，用手铺平，放上蛋皮条、黄瓜条、胡萝卜条卷紧后，切成 1.5 厘米长的段即可。

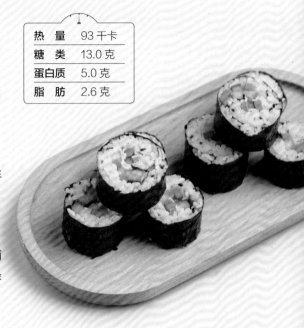

虾仁紫菜汤面 主食

热　量	432 千卡
糖　类	77.7 克
蛋白质	20.5 克
脂　肪	4.6 克

材料 虾仁 20 克，鸡蛋 2 个（120 克），干紫菜 10 克，手擀面 300 克。

调料 盐 2 克，葱花 5 克。

做法

1 虾仁洗净，去虾线；干紫菜泡发，撕碎；将鸡蛋打入碗内，搅匀。

2 锅置火上，放油烧热，放入葱花煸出香味。

3 锅内倒入适量开水，将手擀面下入锅中煮至九成熟。

4 放入虾仁，加少许盐，浇上鸡蛋液，蛋花浮起时，倒入装有紫菜的汤碗中即可。

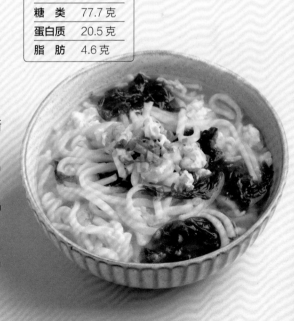

水果类

水果含有丰富的维生素和矿物质，可护血管、降血压

研究证明，增加水果摄入有利于身体健康。水果富含人体所需的多种维生素和矿物质，鲜枣、猕猴桃、橙子含丰富的维生素C，香蕉、苹果、柚子等含大量钾，而高钾水果对高血压患者很有益。

◆ 尽量吃完整的水果

2015年版《美国居民膳食指南》提出健康的饮食模式要包括水果，尤其是吃"完整的水果"。这里的完整水果主要是指水果要尽量带皮吃。很多人在吃水果时往往会把果皮弃去不要，其实很多果皮不仅富含维生素C、膳食纤维，还含有抗氧化的花青素和其他多酚类物质，这些有益成分的含量甚至比果肉还多。

例如，苹果皮中的总多酚含量达307毫克/100克可食部，总黄酮为184毫克/100克可食部，原花青素为105毫克/100克可食部，这些都是有利于调控血压的成分；再如西瓜皮，相比西瓜瓤，其糖分少，有很好的清暑热、除心烦的功效，适于高血压患者在夏季食用。

因此，高血压患者吃水果最好带皮一起吃，或是把皮留下来晒干，泡茶或煮水饮用，如苹果皮、梨皮、橘皮等；也可以与果肉一起榨汁饮用，或是做成菜食用。

◆ 优选新鲜应季水果

吃水果时还有一个原则，那就是优选新鲜应季水果。"新鲜"这一点不难理解，因为新鲜的水果能保留更多的营养成分，口感也更好。

现在反季节水果越来越多，相对于这些水果，应季水果经过充分日晒，如夏季的桃、秋末冬初的鲜枣等，无论口感还是营养，都会更优。

每天吃 200 ~ 350 克水果

　　《中国居民膳食指南（2016）》建议每人每天吃水果 200 ~ 350 克。水果大部分是可以直接食用的，其所含的碳水化合物通常比蔬菜高，同时含有各种有机酸、丰富的维生素和矿物质，以及有抗氧化功效的植物化学物。一般来说，成熟度高的水果所含的营养成分要高于未成熟的水果。

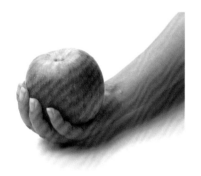

成人一只手可握住的苹果 ≈ 260 克

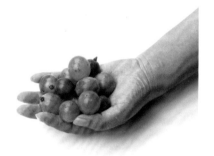

成人单手捧葡萄（14 ~ 15 颗）
≈ 100 克

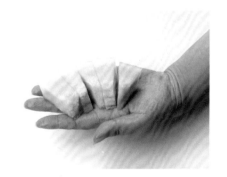

成人单手捧哈密瓜块 ≈ 100 克

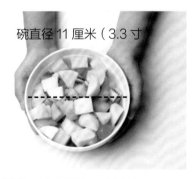

满满一碗水果块 ≈ 200 克

碗直径 11 厘米（3.3 寸

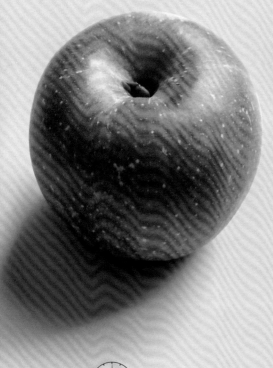

苹果

软化血管，降血压

热量: 54 千卡 /100 克可食部

降血压营养成分：钾、膳食纤维

推荐用量：1 ~ 2 个 / 天

降压最佳吃法：生食、榨汁

热 量	112 千卡
糖 类	15.0 克
蛋白质	7.4 克
脂 肪	3.3 克

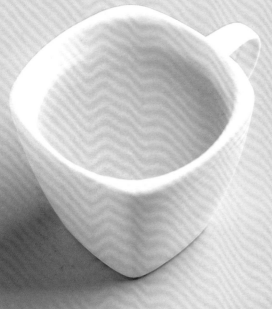

香蕉苹果豆浆

材料 黄豆 60 克，香蕉 80 克，苹果 50 克。

做法

1 黄豆用清水浸泡 8 ~ 12 小时，洗净；苹果洗净，去皮除子，切小块；香蕉去皮，切小块。

2 将上述食材倒入全自动豆浆机中，加水至上下水位线之间，按下"豆浆"键，煮至豆浆机提示豆浆做好即可。

苹果 + 香蕉，补钾控压

苹果和香蕉都含有丰富的钾和膳食纤维，可起到软化血管、降血压的作用。

苹果莲藕汁 饮品

材料 苹果1个（150克），莲藕50克。
调料 蜂蜜适量。

做法

1 苹果洗净，去皮、去核，切小块；莲藕洗净，切
  小块。

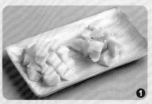

2 将上述材料放入果汁机中，加入饮用水搅打，打好
  后倒入杯中，加入蜂蜜调匀即可。

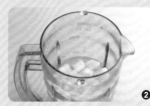

苹果 + 莲藕，降压效果佳 ————————

苹果可促进钠的排出，莲藕中的黏蛋白和膳食纤维可减
少脂类的吸收，一起食用降压效果更优。

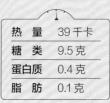

热 量	39 千卡
糖 类	9.5克
蛋白质	0.4克
脂 肪	0.1克

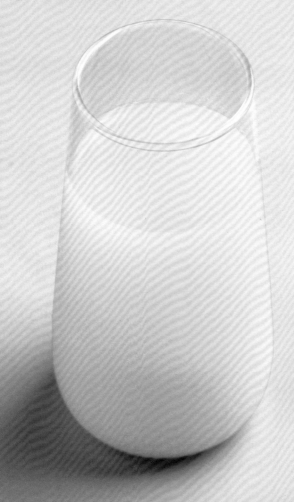

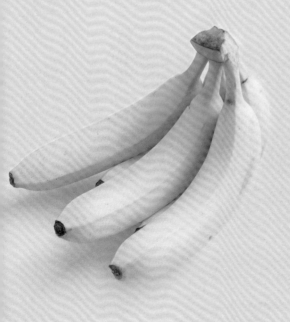

香蕉

补钾，降压

热量: 93 千卡 /100 克可食部
降血压营养成分: 钾、膳食纤维
推荐用量: 1 根 / 天
降压最佳吃法: 生食、煮粥、榨汁

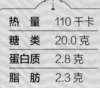

热　量	110 千卡
糖　类	20.0 克
蛋白质	2.8 克
脂　肪	2.3 克

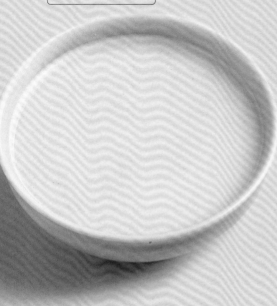

香蕉苹果奶昔

材料　香蕉、苹果各150克，牛奶200克。
调料　蜂蜜适量。

做法

1　香蕉去皮，切小块；苹果洗净，去皮和子，切小块。
2　将香蕉块、苹果块和牛奶一起放入果汁机中，加入适量饮用水搅打均匀，加入蜂蜜调匀即可。

香蕉有降压、助眠作用 ———————
睡前吃一根香蕉，或者用香蕉皮煮水喝，有助于降压、安神助眠。

香蕉奶香麦片粥 _{粥膳}

热 量	204 千卡
糖 类	34.6 克
蛋白质	7.5 克
脂 肪	4.4 克

材料 香蕉、燕麦片各100克，牛奶 200克，葡萄干10克。

做法

1 香蕉去皮，切小丁；葡萄干洗净，备用。

2 锅内倒入适量清水烧开，放入燕麦片，大火烧开后转小火煮至粥稠，凉至温热，淋入牛奶，放入香蕉丁、葡萄干即可。

香蕉 + 牛奶，降压效果加倍 ——————

香蕉富含钾，可使过多的钠离子排出体外，使血压降低；牛奶富含钙，钙也有利于控压，两者搭配使降压的功效更优。

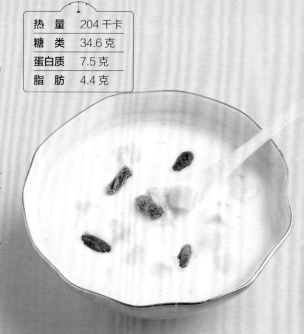

热 量	141 千卡
糖 类	33.1 克
蛋白质	2.6 克
脂 肪	0.1 克

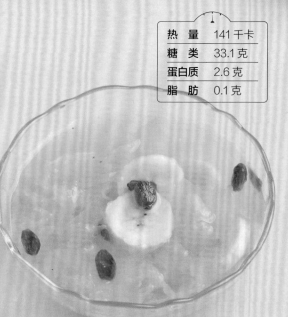

香蕉百合银耳汤 _{汤羹}

材料 香蕉100克，干银耳10克，鲜百合50克，枸杞子5克。

做法

1 银耳用清水泡透，去杂洗净，撕成小朵，加水上笼蒸半小时；百合剥开洗净，去蒂；香蕉去皮，切成小片。

2 将各材料放入炖盅中，加适量清水，小火炖半小时即可。

没有鲜百合，可用干百合代替 ——————

没有鲜百合可用干百合代替，但要提前泡发。

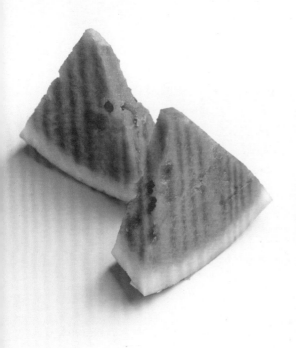

西瓜

利尿消肿

热量: 26 千卡 /100 克可食部
降血压营养成分: 钾
推荐用量: 100 ~ 200 克 / 天
降压最佳吃法: 榨汁、生食

热　量	27 千卡
糖　类	5.5 克
蛋白质	0.8 克
脂　肪	0.2 克

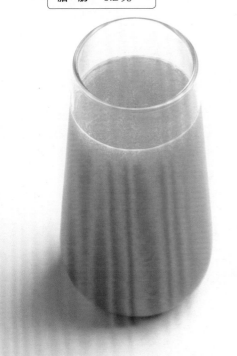

西瓜黄瓜汁 饮品

材料　西瓜 200 克，黄瓜 150 克，柠檬
　　　　半个。

做法

1 西瓜去皮、去子，切小块；黄瓜洗净，
　去皮，切小块；柠檬挤汁备用。

2 将西瓜块、黄瓜块倒入榨汁机中，搅
　打均匀后倒入杯中，加入柠檬汁搅匀
　即可。

西瓜 + 黄瓜，利尿降压

西瓜能利尿消肿，黄瓜中富含钾元素，可
促进体内钠盐的排泄。西瓜与黄瓜搭配榨
汁，可利尿消肿、降血压。

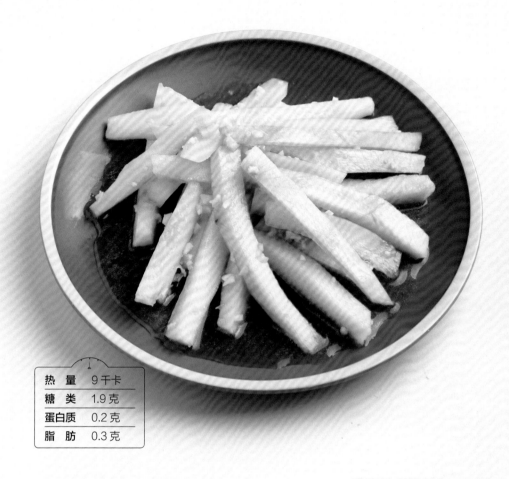

热 量	9 千卡
糖 类	1.9 克
蛋白质	0.2 克
脂 肪	0.3 克

凉拌西瓜翠衣 凉菜

材料 西瓜皮 100 克。

调料 蒜泥、醋、香油、白糖各适量，盐 1 克。

做法

1 将西瓜皮洗净，切成长条。

2 将蒜泥放入小碗中，加适量凉白开，调入盐、醋、白糖和香油。

3 将西瓜皮倒入大碗中，浇上调好的汁，搅拌均匀后放置 5 分钟即可食用。

西瓜皮降压功效佳 ————

西瓜皮有很好的清热利尿作用，有助于降血压。

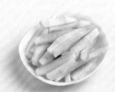

❶

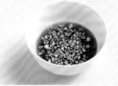

❷

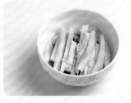

❸

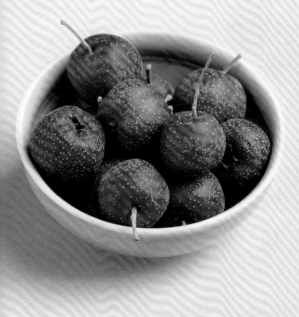

山楂

利尿降压

热量: 102 千卡 /100 克可食部
降血压营养成分: 有机酸、钾
推荐用量: 40 克 / 天
降压最佳吃法: 炖食、煮粥

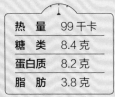

热 量	99 千卡
糖 类	8.4 克
蛋白质	8.2 克
脂 肪	3.8 克

山楂烧豆腐 热菜

材料 鲜山楂 50 克，豆腐 300 克。
调料 葱花、姜末各 10 克，盐 2 克，水
淀粉少许。

做法

1 山楂用清水浸泡 5 分钟，洗净，去蒂
去核；豆腐洗净，切小块。
2 锅置火上，倒油烧至七成热，炒香葱
花、姜末，放入豆腐块翻炒均匀，加
少量清水大火烧开，转小火烧 5 分
钟，下山楂略炒，加盐调味，用水淀
粉勾芡即可。

可根据口味适量放糖

如果觉得山楂的味道较酸，可以加少许白
糖调味，但白糖量不宜太多。

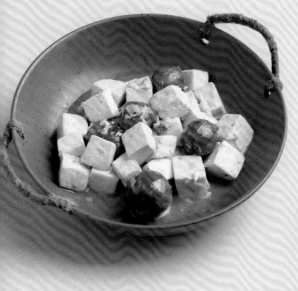

热 量	83 千卡
糖 类	19.0 克
蛋白质	1.5 克
脂 肪	0.2 克

热 量	116 千卡
糖 类	7.7 克
蛋白质	17.0 克
脂 肪	2.1 克

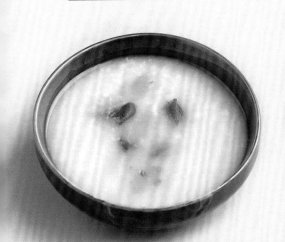

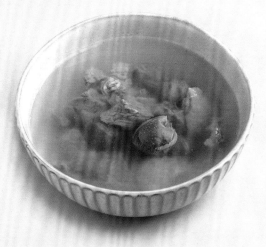

山楂消脂粥 粥膳

材料 大米60克，鲜山楂40克。

调料 冰糖5克。

做法

1 鲜山楂洗净，去蒂、去核；大米淘洗干净，浸泡30分钟。

2 锅内放入山楂和适量清水煎取浓汁，连同山楂倒入汤锅中，再加适量清水烧开，下入大米煮至米粒熟烂，加冰糖煮化即可。

山楂可健脾开胃，促进消化 ———
山楂有消食化积的功效。经常吃点山楂可以调理厌食、积食等问题。

山楂牛肉汤 汤羹

材料 鲜山楂80克，牛瘦肉250克。

调料 葱花5克，花椒粉2克，盐3克。

做法

1 山楂洗净，去蒂、去核；牛瘦肉洗净，切块，放入开水中焯去血水。

2 炒锅倒入植物油烧至七成热，下葱花、花椒粉炒出香味，放入牛肉块翻炒均匀。

3 倒入开水和山楂，用小火炖熟，用盐调味即可。

山楂可利尿、扩张血管，辅助降血压 ——
山楂含有的山楂酸、柠檬酸、钾，能利尿、扩张血管，起到辅助降血压的作用。

二豆山楂汤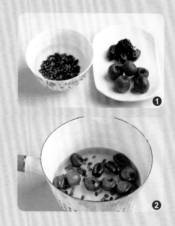

材料 红豆、绿豆各 100 克，山楂 50 克，红枣 10 克。

做法

1 将红豆、绿豆洗净，用冷水泡 4 小时，捞出备用；红枣和山楂洗净，去核。

2 将所有材料一起放入锅中，加入适量冷水，大火烧开，转小火煮至豆熟烂即可。

此汤最好不要用铁锅煮 ————
因为山楂含果酸较高，遇铁后会产生一种低铁化合物，使汤色发黑。

热 量	244 千卡
糖 类	48.2 克
蛋白质	14.1 克
脂 肪	0.6 克

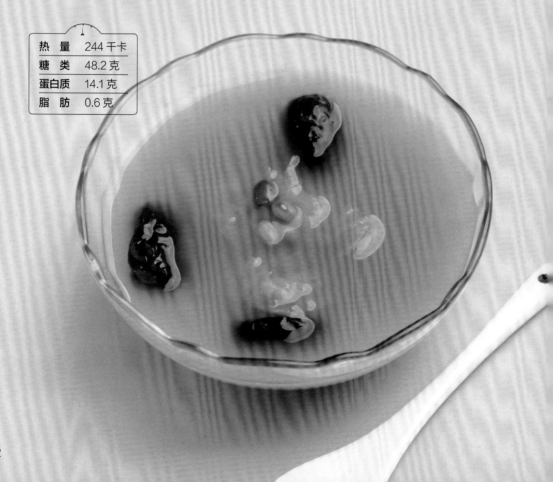

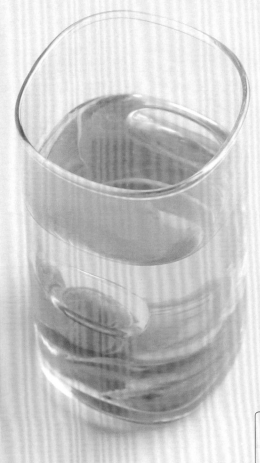

山楂荷叶茶 饮品

热 量	12 千卡
糖 类	1.0 克
蛋白质	0.8 克
脂 肪	0.2 克

材料 山楂、荷叶各 10 克。

调料 冰糖适量。

做法

1 把所有材料一起放入砂锅中，加入适量清水，用中火煎 30 分钟。

2 在煎汁中加入冰糖调味即可。

山楂 + 荷叶，减脂又开胃 ——————

山楂含大量维生素 C、黄酮类物质等，可降低血清胆固醇浓度，有助于血管健康；荷叶中含生物碱、黄酮类物质以及丰富的多糖，具有降血脂等作用。

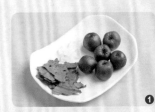

❶

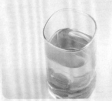

❷

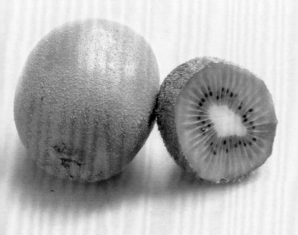

狝猴桃

通便利尿

热量: 61 千卡 /100 克可食部
降血压营养成分: 维生素 C、钾
推荐用量: 50 ~ 100 克 / 天
降压最佳吃法: 生食、做汤、榨汁

热 量	35 千卡
糖 类	7.2 克
蛋白质	0.8 克
脂 肪	0.4 克

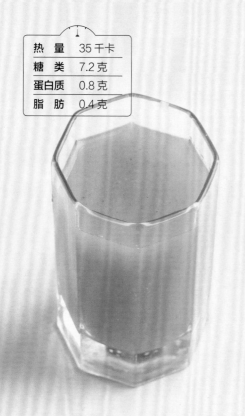

黄瓜狝猴桃汁 饮品

材料 黄瓜 100 克，葡萄柚 50 克，狝
猴桃 80 克，柠檬 40 克。

做法

1 黄瓜洗净，切小块；狝猴桃洗净，去
皮，切小块；葡萄柚、柠檬去皮和子，
切小块。

2 将上述材料和适量饮用水一起放入果
汁机中，搅打均匀即可。

狝猴桃宜和富含铁的食物一起食用 ——
因为狝猴桃富含的维生素 C 能促进食物中
铁的吸收，所以适合与含铁丰富的食物一
起吃。

猕猴桃银耳羹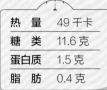

热 量	49 千卡
糖 类	11.6 克
蛋白质	1.5 克
脂 肪	0.4 克

材料 猕猴桃 100 克，干银耳 20 克，
莲子 10 克。

调料 冰糖适量。

做法

1 猕猴桃去皮，切丁；莲子洗净；银耳
用水泡发，去蒂，撕成朵。

2 锅内放水，加入银耳，大火烧开，加
入莲子，转中火熬煮 40 分钟。

3 加入适量冰糖，倒入猕猴桃丁，搅拌
均匀即可。

猕猴桃 + 银耳，保护血管 ————————
此羹富含膳食纤维、维生素 C、镁等营养
素，能够帮助高血压患者提高免疫力、保
护血管健康。

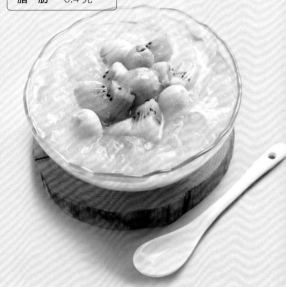

鸡蛋水果沙拉

热 量	55 千卡
糖 类	6.8 克
蛋白质	3.0 克
脂 肪	2.0 克

材料 猕猴桃 100 克，芒果 50 克，鸡
蛋 1 个（60 克），原味酸奶适量。

做法

1 鸡蛋煮熟，去壳，切成小块；猕猴桃
洗净，去皮，切丁；芒果洗净，去核，
切丁。

2 取盘，放入鸡蛋丁、猕猴桃丁、芒
果丁。

3 淋入原味酸奶，拌匀即可。

用酸奶做沙拉，可降低胆固醇和脂肪摄入
酸奶里面含有乳酸，热量比一般沙拉酱低，
用酸奶替代沙拉酱，有助于降血脂。

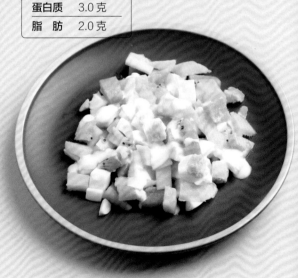

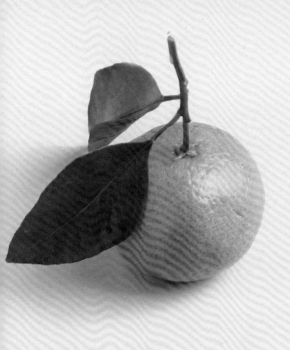

橘子

明目，抗氧化

热量: 51 千卡 /100 克可食部
降血压营养成分: 维生素 C、钾
推荐用量: 1 个 / 天
降压最佳吃法: 榨汁、生食

热 量	62 千卡
糖 类	14.7 克
蛋白质	0.8 克
脂 肪	0.2 克

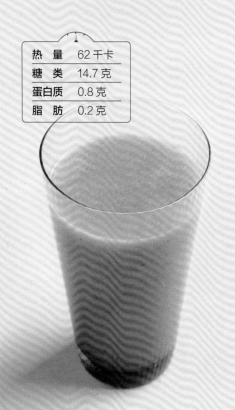

姜枣橘汁 饮品

材料 橘子 200 克，红枣 30 克。
调料 姜末 10 克。
做法
1 橘子去皮、去子，切成小块；红枣洗净，切开，去核。
2 将上述材料放入果汁机，加适量饮用水打汁即可。

富含维生素 C 和钾，有助降压
橘子中富含维生素 C 和钾等多种降压营养素，经常喝橘汁能起到降血压的作用。

橘杞银耳羹 汤羹

材料 橘子 100 克，干银耳 15 克，枸杞子 10 克。
调料 冰糖适量。

做法

1 银耳用清水泡发，择洗干净，撕成小朵；橘子去皮，分瓣。

2 锅置火上，放入银耳和适量清水，大火烧开后转小火煮至汤汁略稠，加入橘子瓣、枸杞子煮 2 分钟，调入冰糖煮化即可。

橘子 + 银耳，润肺止咳、促排便 ——————
橘子与银耳搭配，可促进排便，还有润肺止咳的作用。

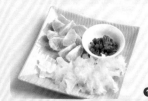

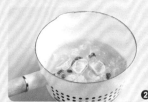

热 量	39 千卡
糖 类	9.5 克
蛋白质	1.2 克
脂 肪	0.2 克

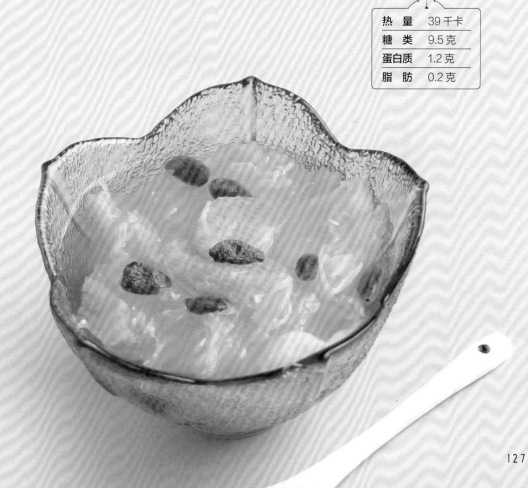

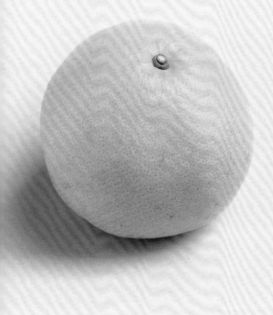

柚子

补钾，降压

热量: 42 千卡 /100 克可食部
降血压营养成分: 钾
推荐用量: 50 克 / 天
降压最佳吃法: 生食、榨汁

热　量	48 千卡
糖　类	7.5 克
蛋白质	2.5 克
脂　肪	1.0 克

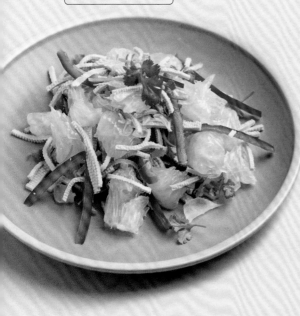

香拌柚块 凉菜

材料　柚子 200 克，红甜椒、豆腐丝各
　　　　25 克。
调料　盐 1 克，香油 5 克，香菜段 10 克。
做法
1 柚子去皮，果肉切块；红甜椒洗净，
　去蒂除子，切丝；豆腐丝洗净，切段，
　放入沸水中焯透，捞出，过凉，沥干
　水分。
2 柚子肉、香菜段、红甜椒丝、豆腐丝放
　入盘中，加盐和香油拌匀即可。

柚子 + 豆腐丝，稳定血压 ————
柚子富含钾，豆腐富含钙，钾、钙能促进
人体排出多余的钠，有利于稳定血压。两
者还富含膳食纤维，有促便作用。

柚子炖鸡 热菜

材料 童子鸡1只（约750克），柚子200克。

调料 姜片、葱段各5克，盐3克，料酒6克。

做法

1 将柚子去皮留肉；童子鸡宰杀后除毛、去内脏，沸水焯熟，冲去血沫。

2 把柚子肉纳入鸡腹中，放入锅中，加入葱段、姜片、料酒和适量水，炖熟，加盐调味即可。

热 量	446 千卡
糖 类	9.6 克
蛋白质	48.8 克
脂 肪	23.6 克

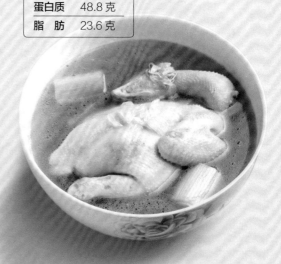

蜂蜜柚子茶 饮品

材料 柚子1个（1000克），蜂蜜15克。

调料 冰糖适量。

做法

1 将柚子的果肉剥出，去除薄皮及子，用勺子捣碎。

2 将柚子皮、果肉和冰糖放入锅中，加水煮开，转为小火，不停搅拌，熬至汤汁黏稠、柚皮金黄透亮，盛出凉凉，调入蜂蜜即可。

热 量	156 千卡
糖 类	35.4 克
蛋白质	2.7 克
脂 肪	0.8 克

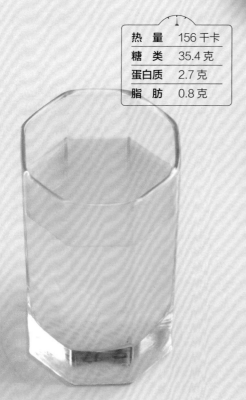

柚子 + 蜂蜜，清热又利尿

柚子含糖不高，味道较酸，与蜂蜜搭配制作蜂蜜柚子茶，可提升口感。柚子富含钾和膳食纤维，适合高血压患者食用。但需要注意的是，柚子中含有抑制药物作用的物质，会增加降压药的不良反应。所以刚吃完药不宜食用柚子。

肉蛋奶类

精准掌握每天的进食量

为了更好地控制血压，高血压人群要少吃点肉食。那么这个"少吃点"具体是多少呢？

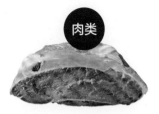

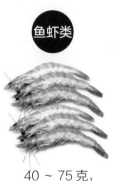

畜肉 + 禽肉 = 40 ～ 75 克
切一块与食指厚度相同、与三指（食指、中指、无名指）并拢的长度和宽度相当的瘦肉，约 75 克的量。

40 ～ 75 克，
相当于 5 ～ 7 只虾

50 ～ 60 克，
相当于 1 个鸡蛋

◆ 首选白肉

血压高的人，只要选择正确的食材和正确的烹调方式，适当吃点肉是可以的。首选鱼虾类、去皮禽肉，然后是畜肉，畜肉以瘦肉为好，不建议选择肥肉。另外，要远离午餐肉、腊肉、香肠、咸肉等高盐高脂的加工肉类，这些肉制品对血压控制不利。

◆ 高血压患者可每天吃 1 个鸡蛋

鸡蛋中含有较高的胆固醇，很多人因此不敢吃鸡蛋。

对于未合并血脂异常的高血压患者来说，鸡蛋的摄入量不必限制过严，每天吃 1 个鸡蛋完全是合理的。

但伴有血脂异常的高血压患者，还是应该适当限制鸡蛋的食用量，可隔天 1 个或每周 3 ～ 4 个全蛋。

● 炖汤去油腻有妙招

浓汤的上层通常浮着一层油，让人感到油腻。那么汤上的油可否轻松去除呢？

一般人会在炖肉汤时或汤炖好后，用勺子或其他工具撇去上面的一层油。如果汤上的油不容易撇净，有一个简单的办法，取圆盘状的紫菜，轻轻揭起一层，并尽量保证其完整。待汤快炖好时，将火开到最小，然后把紫菜平放在锅里，待其吸饱了汤上的油，开始慢慢下沉时，用漏勺迅速将其捞出来，汤面上的油就基本上去除了。

● 每天喝牛奶 300 克左右

牛奶及奶制品中不仅富含钙，还可以补充优质蛋白质，建议高血压人群每天摄入相当于鲜牛奶 300 克的奶类及奶制品。

● 乳糖不耐受的高血压患者可以选择喝酸奶

酸奶是由牛奶发酵而来，牛奶中的大部分乳糖在发酵过程中被水解，因此相对牛奶而言，酸奶更适合乳糖不耐受的人。

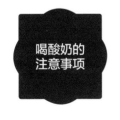

酸奶最好在饭后饮用，因为空腹时胃液酸度较高，如果这时喝酸奶，酸奶中的有益菌会被胃酸杀死，其营养价值大大降低。而饭后胃酸已经被稀释，这时喝酸奶可更好地发挥作用，特别是在饭后 2 小时内饮用效果最佳。

酸奶中的乳酸菌不耐高温，因此酸奶一定不要加热，否则起不到保健作用，保存时也一定要冷藏。

酸奶最好选择无糖的原味酸奶，以避免升高血糖。

酸奶的浓稠度与营养没有关系，只与制作方法有关，所以不要迷信"老酸奶"。

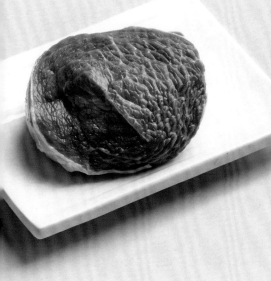

牛瘦肉

富含锌和蛋白质，有利于稳定血压

热量: 106 千卡 /100 克可食部

降血压营养成分：优质蛋白质、锌

推荐用量: 40 ～ 75 克 / 天

降压最佳吃法：炖食、做馅

热　量	279 千卡
糖　类	28.1 克
蛋白质	33.5 克
脂　肪	4.1 克

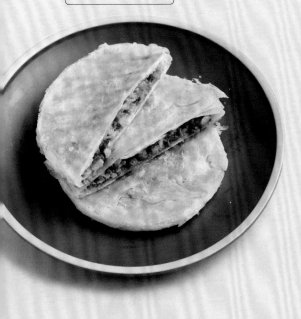

牛肉馅饼 主食

材料　面粉 400 克，牛肉 200 克，大白
　　　　菜 250 克，葱花 50 克。

调料　酱油、盐各适量。

做法

1 牛肉洗净，剁成末，加酱油、盐调味；
　白菜洗净，切成细末，拌入牛肉末中，
　加入葱花拌匀制成馅。

2 面粉用冷水和匀，揉匀，再抹少许植物
　油，揉匀，静置 10 ～ 20 分钟。

3 将面团分成若干直径为 2 厘米的小
　段，按扁后用擀面棍擀成皮。

4 取面皮包入馅，并捏合成馅饼。

5 平底锅以大火烧热，下馅饼入锅略按
　扁，烘一会儿，倒入适量植物油，烙
　至两面金黄即可。

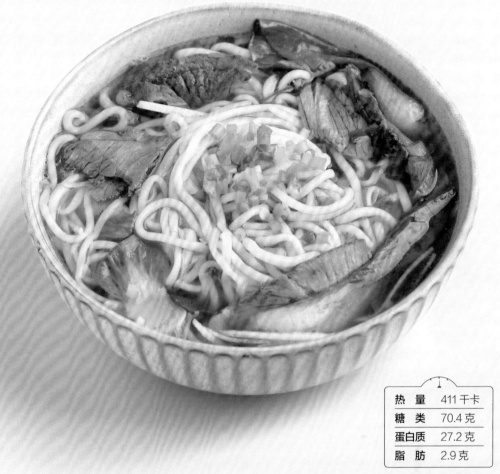

热 量	411 千卡
糖 类	70.4 克
蛋白质	27.2 克
脂 肪	2.9 克

牛肉拉面 主食

材料 拉面 300 克，牛瘦肉 250 克，油菜 200 克，白萝卜 100 克。

调料 料酒 10 克，盐 3 克，辣椒油、花椒各 4 克，葱花、姜丝各 6 克。

做法

1 牛瘦肉下入沸水锅焯烫 5 分钟捞出，冲净血污，切厚片；白萝卜洗净，切薄片。

2 碗中加料酒、花椒及清水 700 克。

3 将牛肉片放做法 2 的碗中，放蒸屉上，大火蒸 2 小时。

4 至牛肉熟烂取出，再用干净纱布将汤过滤制成牛肉清汤备用。

5 锅置火上，倒入清水，烧开后下入拉面，煮 6 分钟至熟，捞出装碗。

6 上面放上蒸好的牛肉片，将油菜焯烫后摆在碗边。

7 将牛肉清汤烧沸，加入白萝卜片、盐、葱花、姜丝略煮，调好口味，浇在面碗内，加辣椒油拌匀即可。

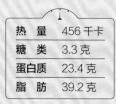

热 量	456 千卡
糖 类	3.3 克
蛋白质	23.4 克
脂 肪	39.2 克

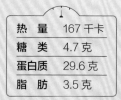

热 量	167 千卡
糖 类	4.7 克
蛋白质	29.6 克
脂 肪	3.5 克

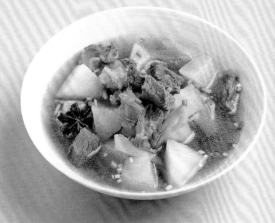

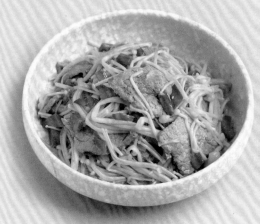

萝卜炖牛腩 热菜

材料 牛腩 400 克，白萝卜 250 克。

调料 料酒、酱油各 5 克，葱末、姜片各 10 克，盐 2 克，大料 2 个，胡椒粉少许。

做法

1 牛腩洗净，切块，焯烫，捞出；白萝卜洗净，去皮，切块。

2 砂锅置火上，放入牛腩块、酱油、料酒、姜片、大料和适量清水，大火烧沸后转小火炖 2 小时。

3 加入白胡萝卜块，继续炖至熟烂，放入盐、胡椒粉拌匀，撒上葱末即可。

金针牛肉 热菜

材料 牛瘦肉 400 克，金针菇 150 克。

调料 红尖椒 15 克，水淀粉 10 克，淀粉 8 克，盐 2 克。

做法

1 牛瘦肉洗净，切薄片，用淀粉、盐拌匀；金针菇洗净，去根；红尖椒洗净，切碎。

2 锅置火上，倒油烧至六成热，爆香红尖椒碎。

3 加入水、牛瘦肉片和金针菇，炒至将熟，调入盐，用水淀粉勾芡即可。

切牛肉有妙招 ————

牛肉的纤维组织较粗，切牛肉时，要垂直肉的纹理切，这样切出来的肉不仅容易入味，也更容易嚼烂。

土豆牛肉汤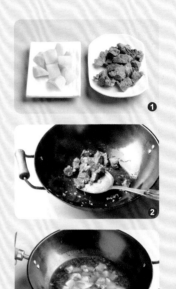

材料 土豆200克，牛瘦肉150克。

调料 葱花、姜末、盐、酱油各适量。

做法

1 土豆洗净，去皮，切块；牛瘦肉洗净，切块，放入沸水中焯去血水。

2 锅置火上，倒入适量植物油，待油烧至七成热，下葱花和姜末炒香，放入牛肉块煸熟。

3 倒入土豆块翻炒均匀，加入适量清水煮至土豆块熟透，用盐、酱油调味即可。

牛肉 + 土豆，暖胃强体 ————————

牛瘦肉与土豆搭配食用，可提供丰富的锌、钾、蛋白质等营养，还有暖胃强体的作用。

热 量	107千卡
糖 类	12.5克
蛋白质	11.8克
脂 肪	1.3克

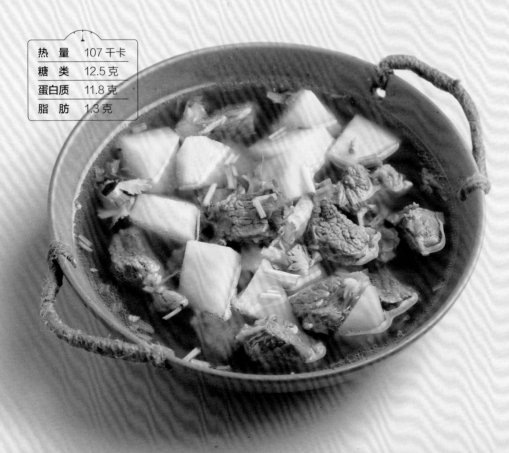

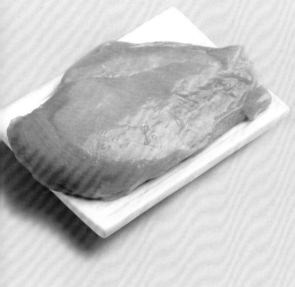

鸡肉

改善血管弹性

热量: 167 千卡 /100 克可食部

降血压营养成分: 蛋白质

推荐用量: 40 ~ 75 克 / 天

降压最佳吃法: 蒸食、炖煮

热 量	99 千卡
糖 类	3.3 克
蛋白质	13.8 克
脂 肪	3.4 克

荷兰豆拌鸡丝 凉菜

材料 鸡胸肉 200 克，荷兰豆 100 克。

调料 蒜蓉 10 克，盐 2 克，香油 3 克，醋少许。

做法

1 将鸡胸肉冲洗干净，煮熟冷却，撕成细丝，用盐水浸泡半小时，捞出沥干水分；荷兰豆洗净后切丝，放入沸水中焯熟。

2 将鸡丝、荷兰豆放入盘中，再放入蒜蓉、盐、香油、醋拌匀即可。

荷兰豆须完全煮熟后再食用 ————
荷兰豆宜选择大小均匀、色泽翠绿者，且烹饪时必须完全煮熟后再食用，否则可能引发中毒。

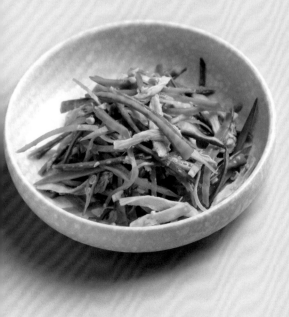

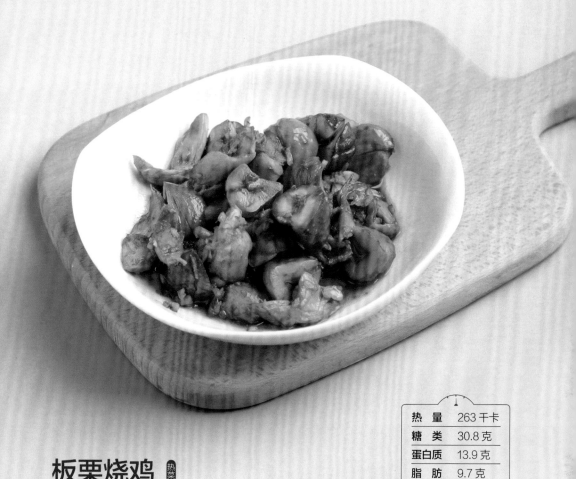

热 量	263 千卡
糖 类	30.8 克
蛋白质	13.9 克
脂 肪	9.7 克

板栗烧鸡 热菜

材料 鸡腿肉、板栗各 200 克。

调料 盐 2 克，姜末、蒜末、酱油各适量。

做法

1 鸡腿肉洗净，切成小丁；板栗煮熟，取肉对半切开。

2 油烧热后，爆香姜末、蒜末，放入鸡丁快速翻炒；待鸡丁变色后，加入板栗快速翻炒，放入酱油，继续翻炒至所有食材熟透，出锅前加盐即可。

吃鸡肉时如何减少脂肪摄入 ————

吃鸡肉的时候为了减少脂肪的摄入，可以去掉鸡皮以及皮下脂肪层，烹调更健康。

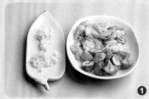

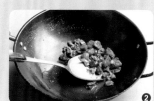

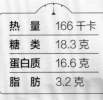

热 量	166 千卡
糖 类	18.3 克
蛋白质	16.6 克
脂 肪	3.2 克

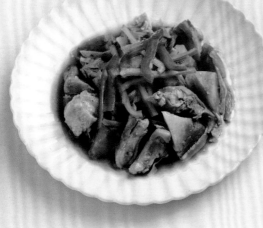

土豆蒸鸡块

材料 净土鸡200克，土豆300克，柿子椒、红甜椒各20克。

调料 姜片5克，老抽、豆瓣酱、米粉各10克，胡椒粉适量。

做法

1 土鸡剁成小块，用姜片、老抽腌渍1小时，放入大碗中，加豆瓣酱、米粉和少量植物油拌匀；土豆洗净，去皮，切成滚刀块；柿子椒、红甜椒洗净，去子后切丝。

2 将鸡块在下、土豆块在上放入大碗中，上笼蒸30分钟，熟后反扣在盘中，撒上适量胡椒粉、柿子椒丝、红甜椒丝即可。

红枣莲子鸡汤

材料 鸡肉100克，红枣10克，莲子5克，枸杞子4克。

调料 盐适量。

做法

1 枸杞子洗净；红枣洗净，去核；鸡肉洗净，切块；莲子洗净，用水浸泡4小时。

2 把以上材料放入水中，大火煮沸，撇去浮沫，改小火煮至鸡肉软烂，加盐调味即可。

不同部位的鸡肉营养成分有差异 ————
鸡胸肉的脂肪含量很低，还含有大量维生素；鸡翅含有较多脂肪，想减肥的人宜少吃；鸡肝中的胆固醇含量很高，胆固醇高的人不要吃；鸡皮中的脂肪和胆固醇含量较高，高血压患者要去皮食用。

热 量	74 千卡
糖 类	4.7 克
蛋白质	7.0 克
脂 肪	3.2 克

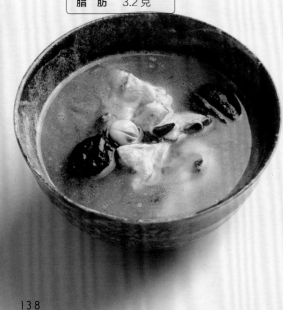

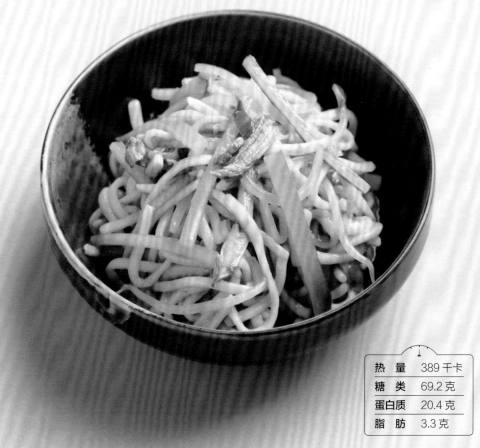

热 量	389 千卡
糖 类	69.2 克
蛋白质	20.4 克
脂 肪	3.3 克

鸡丝凉面 主食

材料 手擀面 300 克，绿豆芽 250 克，黄瓜、鸡胸肉各 150 克。

调料 葱花、姜末、酱油、蒜末各 5 克，盐 2 克，白糖 8 克，醋 10 克，香油适量。

做法

1 手擀面用沸水煮至断生，捞出，过凉，见面条表面无水分时，淋上香油，用筷子拨动，以防面条粘连。

2 鸡胸肉洗净，切大块，放入沸水中煮熟，捞出凉凉后撕成丝；绿豆芽洗净，沸水焯至断生，凉凉；黄瓜洗净，切丝。

3 将葱花、姜末、酱油、蒜末、盐、白糖、醋放入碗中拌匀制成味汁。

4 将面条盛入碗中，放上鸡丝、绿豆芽、黄瓜丝，淋上拌匀的味汁即可。

巧除鸡肉腥味 ———————————————

鸡肉通常会有一些腥味，烹调前可以把鸡肉放在料酒中浸泡 1 小时左右，可以有效去除腥味。

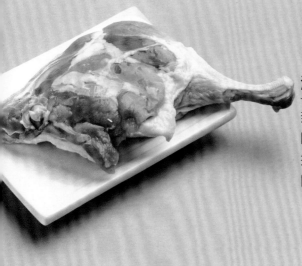

鸭肉

清热利尿

热量: 240 千卡 /100 克可食部
降血压营养成分: 钾、蛋白质
推荐用量: 40 ~ 75 克 / 天
降压最佳吃法: 蒸食、炖煮

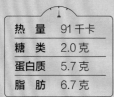

热 量	91 千卡
糖 类	2.0 克
蛋白质	5.7 克
脂 肪	6.7 克

鸭肉拌黄瓜 凉菜

材料 鸭肉 100 克，黄瓜 200 克。
调料 蒜末、盐各适量，香油 3 克。
做法
1 鸭肉洗净，煮熟，撕成丝；黄瓜洗净，切成丝。
2 取盘，放入鸭丝和黄瓜丝，加盐、蒜末和香油拌匀即可。

鸭肉制作去油不可少
经过水煮这道程序，鸭肉的油脂已大半溶入水中，适合高血压患者食用。

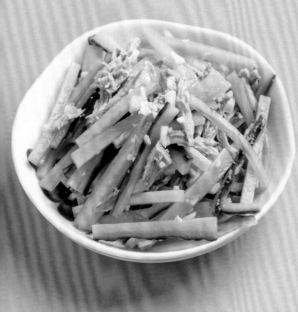

芋头烧鸭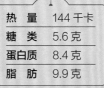

材料 净鸭块 150 克，净芋头 200 克。

调料 葱段、姜片、蒜瓣各 10 克，盐、
料酒、白糖各 2 克，老抽 6 克，
胡椒粉少许。

做法

1 锅内加适量冷水，放入鸭块、姜片和
少许料酒，烧开后捞出洗净；芋头蒸
熟后去皮切块。

2 油锅烧热，加葱段、蒜瓣爆香，倒
入鸭块，加老抽、料酒、胡椒粉、
白糖翻炒，倒水烧开后，改小火炖
20 分钟，加入芋头块焖至入味，调
入盐即可。

热 量	174 千卡
糖 类	12.2 克
蛋白质	9.2 克
脂 肪	10.0 克

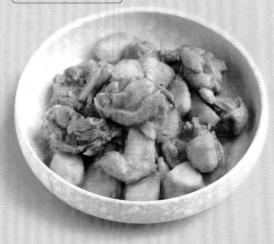

莲藕鸭肉汤

材料 鸭肉 150 克，莲藕 100 克。

调料 姜片、葱段各适量，盐 2 克。

做法

1 鸭肉洗净，斩小块，焯一下；莲藕洗
净，去皮，切成片。

2 锅置火上，倒入适量清水，放入鸭块、
莲藕片、姜片、葱段，大火烧开，转
小火煲 2 小时，撇去浮油，加盐调味
即可。

鸭肉 + 莲藕，营养互补 ——————

鸭肉富含蛋白质，莲藕富含碳水化合物，
二者在营养上互补。选用去皮及皮下脂肪
的鸭肉与莲藕搭配，更适合高血压患者。

热 量	144 千卡
糖 类	5.6 克
蛋白质	8.4 克
脂 肪	9.9 克

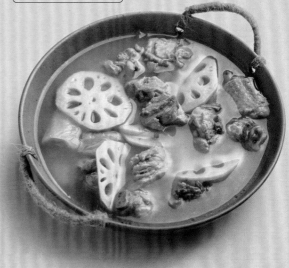

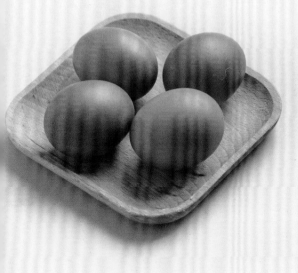

鸡蛋

改善血液循环和血压状态

热量: 144 千卡 /100 克可食部
降血压营养成分: 蛋白质、磷脂
推荐用量: 1 个 / 天
降压最佳吃法: 炒食、蒸煮

热 量	99 千卡
糖 类	8.6 克
蛋白质	9.3 克
脂 肪	4.2 克

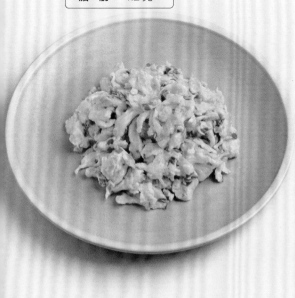

韭菜炒鸡蛋 热菜

材料 韭菜 250 克,鸡蛋 2 个(120 克)。
调料 盐 1 克。
做法
1 鸡蛋打散;韭菜择洗净,切成末,加入蛋液和少量盐,拌匀。
2 锅里倒入油,鸡蛋成块即可装盘。

简单易做,口味独特

韭菜炒鸡蛋是经典家常菜;韭菜富含膳食纤维和钾、镁等元素,鸡蛋富含蛋白质和磷脂。两者搭配食用,取长补短。此菜简单易做,适合高血压患者食用。但需要注意,炒鸡蛋一定要少放油,可以使用不粘锅制作。

香菇蒸蛋 热菜

材料 鸡蛋2个（120克），干香菇2朵。
调料 盐2克，香油适量。

做法

1 将干香菇泡发，沥干，去蒂，切成细丝。
2 鸡蛋打散，加适量水、香油和香菇丝搅匀，加少许盐调味，放入蒸锅中蒸8～10分钟即可。

热 量	62千卡
糖 类	2.1克
蛋白质	5.7克
脂 肪	3.5克

香菇 + 鸡蛋，提高免疫力 ————
此菜富含铁、蛋白质等营养物质，有润燥、提高免疫力的作用。

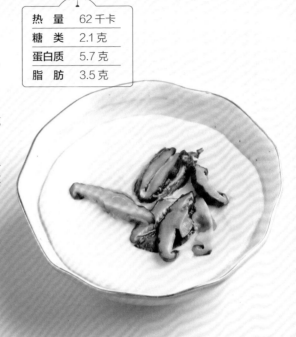

番茄鸡蛋汤 汤羹

材料 番茄150克，鸡蛋1个（60克）。
调料 盐2克，香油1克，香菜段3克。

做法

1 鸡蛋磕入碗中，打散成蛋液；番茄洗净，去蒂，切成小块。
2 锅置火上，加入清水大火煮沸，放入番茄块煮1分钟，淋入蛋液搅匀，下入香菜段，淋香油、加盐调味即可。

热 量	39千卡
糖 类	2.6克
蛋白质	3.1克
脂 肪	1.9克

鸡蛋 + 番茄，开胃促食 ————
鸡蛋营养全面，富含蛋白质；番茄富含多种维生素和矿物质。二者搭配食用，有开胃促食的作用。

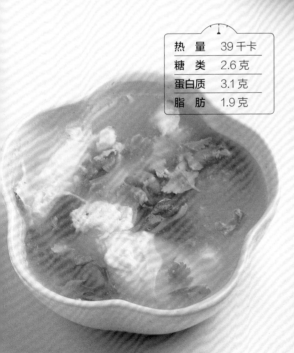

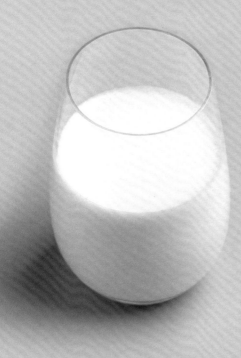

牛奶

补钙，稳血压

热量：54 千卡 /100 克可食部
降血压营养成分：优质蛋白质
推荐用量：200 ～ 300 克 / 天
降压最佳吃法：佐餐食用或作为加餐

热　量	226 千卡
糖　类	3.4 克
蛋白质	35.5 克
脂　肪	7.4 克

牛奶蒸蛋 热菜

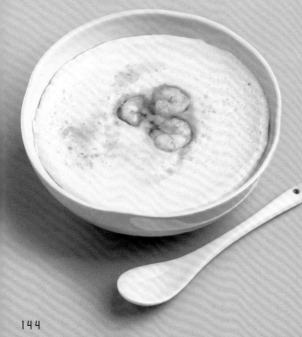

材料 鸡蛋、虾仁各 2 个，鲜牛奶 200 克。
调料 盐、香油各适量。
做法

1 鸡蛋打入碗中，加鲜牛奶搅匀，再放盐搅匀；虾仁洗净。

2 鸡蛋液入蒸锅，大火蒸约 2 分钟，此时蛋羹已略成形，将虾仁摆放上面，改中火再蒸 5 分钟，出锅后淋上香油即可。

建议与蔬菜搭配食用

牛奶与鸡蛋、虾仁都属于高蛋白食物，搭配在一起味道不错，但是没有达到营养互补的功效。所以在食用这道菜时，建议搭配蔬菜一起食用，使营养更加全面均衡。

花生核桃豆奶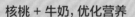

材料 牛奶 250 克，黄豆 50 克，花生米、核桃仁
　　　各 10 克。

调料 白糖 5 克。

做法

1 黄豆用清水浸泡 8 ~ 12 小时，洗净；花生米挑
　净杂质，洗净；核桃仁洗净。

2 把花生米、核桃仁和浸泡好的黄豆一同倒入全自
　动豆浆机中，加水至上下水位线之间，按下"豆
　浆"键，煮至豆浆机提示豆浆做好，依个人口味
　加白糖调味。待豆浆凉至温热，倒入牛奶，搅拌
　均匀即可。

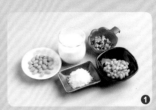

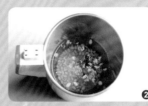

核桃 + 牛奶，优化营养

牛奶含优质蛋白质，可提供人体必需氨基酸及其他多种
营养成分；核桃含有维生素 E、锌，可软化血管，两者
一起食用对高血压患者有益。

热 量	151 千卡
糖 类	9.9 克
蛋白质	9.7 克
脂 肪	8.8 克

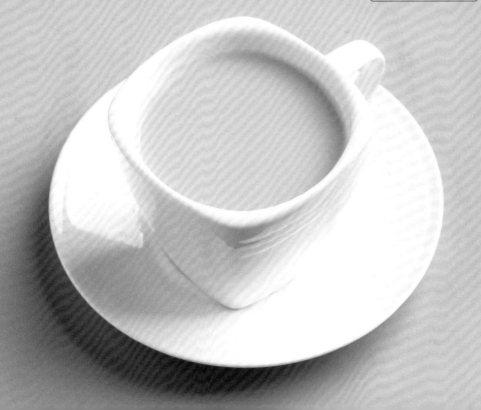

水产类

鱼类富含不饱和脂肪酸，可预防心脑血管疾病

鱼虾类水产品，除了含有易消化吸收的蛋白质外，脂肪含量普遍较低，并且以丰富的不饱和脂肪酸为主，对心血管疾病患者大有益处。

进食鱼虾类食物，除了补充营养外，还可以提供优质的脂肪酸。每天推荐摄入量为 40 ～ 75 克。

◆ 每周至少吃一次鱼，尤其是深海鱼

鱼类蛋白质含量高、品质好，还含有多不饱和脂肪酸，可降血脂、改善凝血机制，减少血栓的形成，所以高血压患者可适当多吃一些鱼类，尤其是深海鱼类。

相比淡水鱼，深海鱼不仅富含蛋白质、维生素、矿物质，而且富含卵磷脂和多种不饱和脂肪酸。

◆ 鱼类尽量清蒸或清炖

在鱼类的做法、吃法上，高血压患者要注意少脂烹调，最宜采用清蒸和清炖的做法，不仅可减少营养流失，而且味道也很鲜美。

鱼肉去腥小窍门

烹饪鱼类时，可适当添加料酒、葱、姜、醋、柠檬汁、胡椒粉等调味料，有助于去掉鱼腥味。

◆ 健康水产类推荐

鲫鱼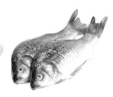

含优质蛋白质，易消化吸收，经常食用可补充营养，增强抗病能力。

带鱼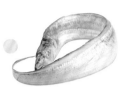

含丰富的镁，对心血管系统有很好的保护作用，可预防高血压、心肌梗死等心血管疾病。带鱼还含有一种抗癌成分，可降低癌症发生率。

鳝鱼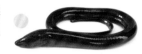

维生素 A 的含量较高，对眼病患者有很好的辅助治疗功效。鳝鱼中含有丰富的 DHA 和卵磷脂，可以补脑健身，还能调节血糖。

三文鱼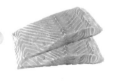

富含蛋白质、不饱和脂肪酸，可以延缓衰老、抗皱润肤。

草鱼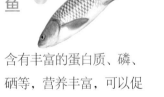

含有丰富的蛋白质、磷、硒等，营养丰富，可以促进血液循环，保护血管。

虾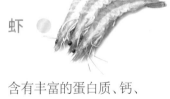

含有丰富的蛋白质、钙、锌、镁等，可以保护血管、预防骨质疏松。

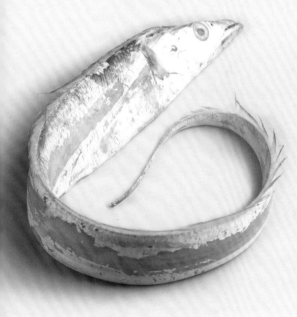

带鱼

补锌补钙

热量: 127 千卡 /100 克可食部

降血压营养成分: 优质蛋白质、镁

推荐用量: 40 ~ 75 克 / 天

降压最佳吃法: 焖烧

香菇烧带鱼 <small>热菜</small>

热 量	343 千卡
糖 类	9.2 克
蛋白质	47.4 克
脂 肪	13.1 克

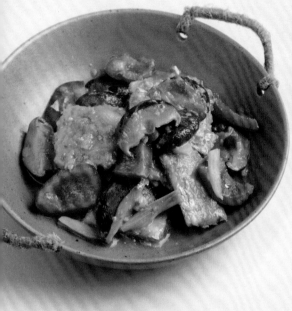

材料 带鱼 500 克,鲜香菇 3 朵,红甜椒 30 克。

调料 姜末、盐、料酒、胡椒粉、酱油、花椒油各适量。

做法

1 将带鱼治净,切段;香菇洗净,切片;红甜椒洗净,去子,切片。

2 锅内油烧热,投入带鱼段,用小火煎至微黄,放入姜末,烹入料酒,加入香菇片及适量水,用中火焖约 10 分钟。

3 加红甜椒片,调入盐、胡椒粉、酱油、花椒油焖透入味即可。

烧带鱼去腥减油小妙招

因为带鱼味腥,且容易碎,提前煎一下可保证鱼肉完整性,还能去腥,但最好用不粘锅烹制,减少用油。

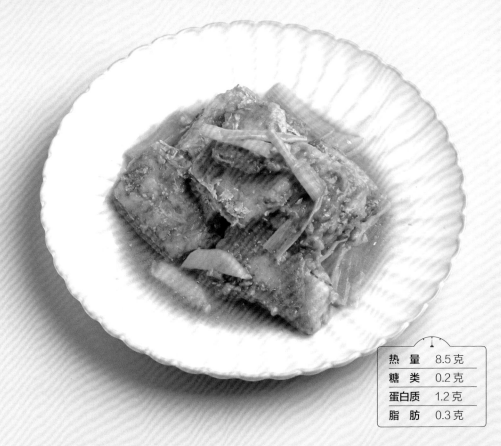

热　量	8.5 克
糖　类	0.2 克
蛋白质	1.2 克
脂　肪	0.3 克

红烧带鱼 热菜

材料　带鱼 500 克。

调料　葱段、姜片、淀粉、料酒、酱油、白糖、醋各适量，盐少许。

做法

1 带鱼洗净，沥干水分，切断，两面拍上一层薄薄的淀粉。

2 在平底锅中涂少许植物油，小火烧热，放入带鱼略煎。

3 另起锅，倒入底油，将煎好的带鱼放入，放料酒、酱油、白糖翻炒片刻，加开水没过带鱼，放入葱段、姜片、醋，大火烧开后改中火烧至汤汁渐干，加入盐即可起锅。

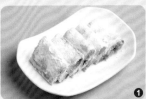

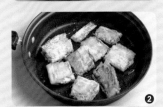

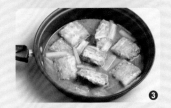

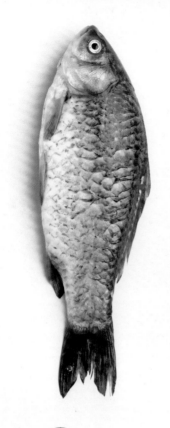

鲫鱼

补充优质蛋白质

热量: 108 千卡 /100 克可食部

降血压营养成分: 蛋白质、钙

推荐用量: 40 ~ 75 克 / 天

降压最佳吃法: 清蒸、炖汤

热　量	25 千卡
糖　类	6.8 克
蛋白质	12.3 克
脂　肪	1.9 克

香菇蒸鲫鱼 热菜

材料 干木耳 15 克，干香菇 4 朵，净鲫鱼 1 条（200 克）。

调料 葱段、姜片各 5 克，料酒 10 克，白糖 1 克，盐 2 克。

做法

1 干木耳泡发，洗净，撕成小片；干香菇泡发，洗净，去蒂后切块。

2 鲫鱼放入碗中，加入姜片、葱段、料酒、白糖、盐、植物油，然后加入木耳、香菇块，上笼蒸半小时即可。

香菇 + 鲫鱼，预防便秘又补气 ———

香菇与鲫鱼搭配食用，有润肠通便和补气的功效，能预防高血压患者便秘。

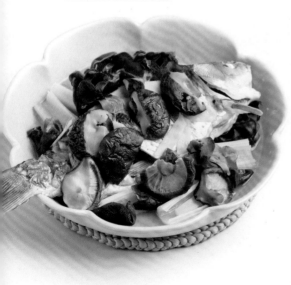

热 量	100 千卡
糖 类	5.5 克
蛋白质	14.4 克
脂 肪	2.3 克

热 量	234 千卡
糖 类	34.2 克
蛋白质	21.5 克
脂 肪	2.1 克

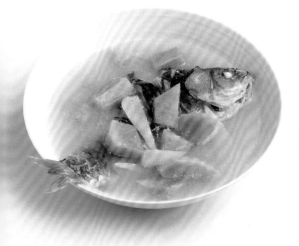

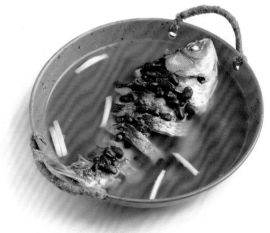

木瓜煲鲫鱼 汤羹

材料 鲫鱼1条（约250克），木瓜100克。
调料 姜片5克，盐2克。
做法

1 将鲫鱼宰杀、洗净，鱼身划几刀；木瓜去皮、去子，切小块。

2 锅内倒入植物油，下鲫鱼小火慢煎后捞出备用。

3 煲内放适量水烧开，放入煎好的鲫鱼和姜片，炖到汤变乳白色，再放入木瓜块炖10分钟，然后加盐调味即可。

红豆鲫鱼汤 汤羹

材料 鲫鱼1条（250克），红豆50克。
调料 葱段、姜片、料酒、盐各适量。
做法

1 鲫鱼治净，用料酒腌制10分钟；红豆洗净，浸泡4～6小时。

2 红豆放入锅中，加水，大火煮开后转小火煮至红豆半熟，加入鲫鱼、葱段、姜片，大火煮开后转小火煮30分钟，加入盐调味即可。

不要吃鲫鱼子 ——————

鲫鱼子含胆固醇和嘌呤较高，高血压、痛风患者不宜多吃。另外，这道汤鲫鱼未经油煎，热量更低。

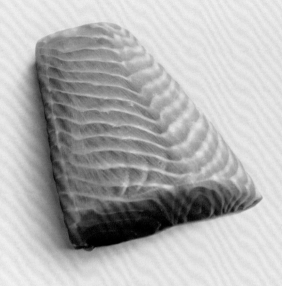

三文鱼

补充 DHA

热量: 139 千卡 /100 克可食部

降血压营养成分: ω-3脂肪酸

推荐用量: 40 ～ 75 克 / 天

降压最佳吃法: 清蒸

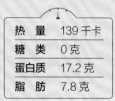

热　量	139 千卡
糖　类	0 克
蛋白质	17.2 克
脂　肪	7.8 克

清蒸三文鱼 热菜

材料　三文鱼肉 100 克。

调料　葱丝、姜丝、盐、香油、柠檬汁
　　　各适量。

做法

1 三文鱼肉洗净，切段，撒少许盐，加
柠檬汁抓匀。

2 取盘，放入三文鱼肉，再放上葱丝、
姜丝、香油，送入蒸锅大火蒸 7 分钟
即可。

三文鱼 + 柠檬, 营养更易吸收 ———

烹制三文鱼时放入几片柠檬或滴入新鲜的
柠檬汁，可除腥提味，且柠檬中含有丰富
的维生素 C，可使营养更易吸收。

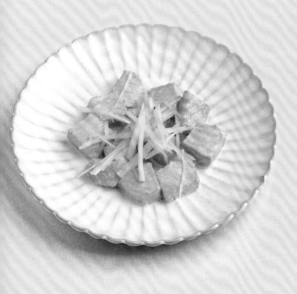

三文鱼蒸蛋 热菜

热 量	104 千卡
糖 类	1.1 克
蛋白质	11.0 克
脂 肪	6.1 克

材料 三文鱼100克，鸡蛋2个（120克）。

调料 酱油5克，葱末、香菜末各少许。

做法

1 鸡蛋磕入碗中，加入50克清水打散；三文鱼洗净，切粒，倒入蛋液中，搅匀。

2 将蛋液放入蒸锅隔水蒸熟，取出，撒上葱末、香菜末，淋入酱油即可。

三文鱼烹至八成熟即可

三文鱼只要烹至八成熟即可，这样味道既鲜美，又可去除腥味。如果加热时间过长，肉质会变得干硬。

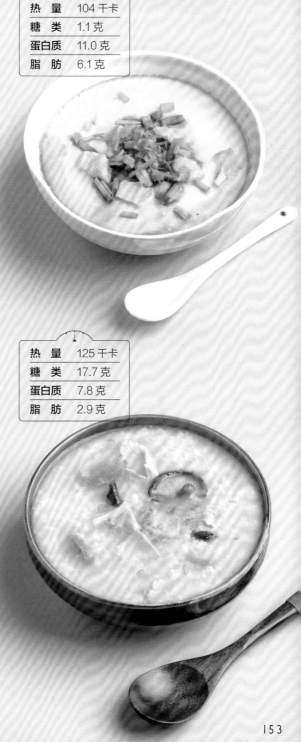

三文鱼香菇粥 粥膳

热 量	125 千卡
糖 类	17.7 克
蛋白质	7.8 克
脂 肪	2.9 克

材料 大米60克，三文鱼肉100克，鲜香菇、胡萝卜各50克。

调料 葱花、高汤各适量，盐1克。

做法

1 香菇去蒂，洗净，切块；胡萝卜去皮洗净，切片；大米淘净，浸泡10分钟；三文鱼洗净，切片。

2 高汤倒入锅中煮开，放入大米、香菇块、胡萝卜片一起煮至粥熟，放入三文鱼肉再次煮开，调入葱花、盐即可。

常吃三文鱼，可预防血栓

三文鱼含有较多的 ω-3脂肪酸，可有效降血压、防止血栓。

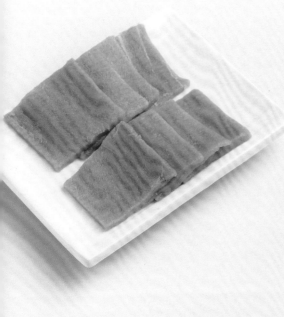

金枪鱼

补钙，调血压

热量：198 千卡 /100 克可食部

降血压营养成分：钾、ω-3 脂肪酸

推荐用量：40 ~ 75 克 / 天

降压最佳吃法：略煎

热 量	252 千卡
糖 类	0 克
蛋白质	36.1 克
脂 肪	12.0 克

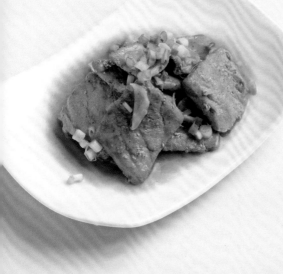

红烧金枪鱼 _{热菜}

材料　金枪鱼 400 克。

调料　姜片、葱花各 5 克，盐 1 克，酱油少许。

做法

1　将金枪鱼治净，切块。

2　炒锅置火上，倒入油烧至八成热，下入金枪鱼煎至皮酥，捞起沥油待用。

3　锅内留底油，下入姜片炒香，注入适量水，放入金枪鱼烧沸，撇去浮沫，加入酱油，转小火烧至金枪鱼酥烂，转大火收浓汤汁，撒上盐、葱花即可。

金枪鱼切制小诀窍 ———

切金枪鱼时，用拇指、食指压住鱼块，斜向切入，可以形成较大的断面，并防止鱼肉碎裂。

金枪鱼沙拉 凉菜

材料 金枪鱼 100 克，紫叶生菜、花叶生菜各 25 克，柠檬半个（50 克），红甜椒、黄甜椒各半个（各 50 克）。

调料 橄榄油适量，黑胡椒碎 5 克，盐 2 克。

做法

1 柠檬取汁；将金枪鱼切成厚片，用柠檬汁、盐和黑胡椒碎腌渍 10 分钟；紫叶生菜、花叶生菜分别洗净，沥干；红甜椒、黄甜椒洗净，去蒂及子，切小块。

2 将不粘锅置于火上，倒入少许橄榄油，将腌制好的金枪鱼煎至两面上色。

3 将煎好的金枪鱼和处理好的蔬菜装入盘中，用橄榄油拌匀，撒上盐调味即可。

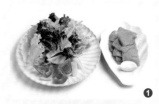

❶

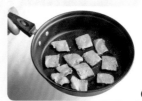

❷

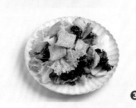

❸

烹调时可加入白葡萄酒 ————

烹制金枪鱼时，加入少许白葡萄酒或白兰地，既能去除鱼腥味，又能带出金枪鱼本身的鲜甜味道。

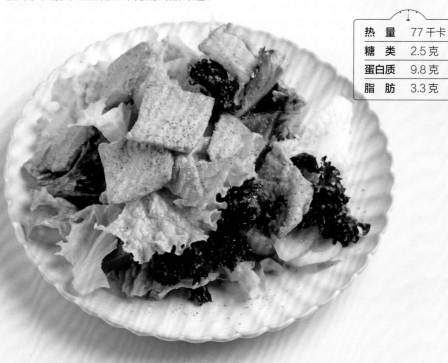

热 量	77 千卡
糖 类	2.5 克
蛋白质	9.8 克
脂 肪	3.3 克

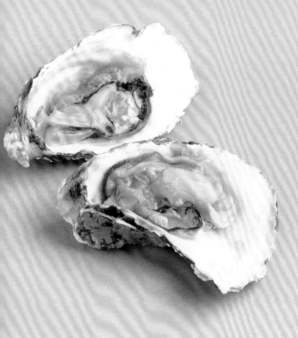

牡蛎

补锌，稳血压

热量: 73 千卡 /100 克可食部
降血压营养成分: 锌
推荐用量: 40 ~ 75 克 / 天
降压最佳吃法: 蒸煮

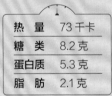

热 量	73 千卡
糖 类	8.2 克
蛋白质	5.3 克
脂 肪	2.1 克

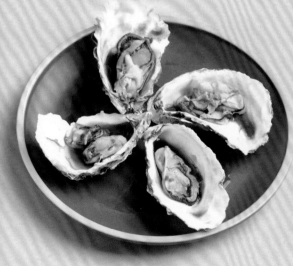

清蒸牡蛎 热菜

材料 新鲜牡蛎 300 克。
调料 生抽 10 克，香油 3 克。
做法

1 新鲜牡蛎刷洗干净；生抽加香油调成味汁。
2 锅内放水烧开，将牡蛎平面朝上、凹面向下放入蒸屉，蒸至牡蛎开口，再虚蒸 3 ~ 5 分钟，出锅，蘸味汁食用即可。

牡蛎煲汤或清蒸，营养价值更高 ———
牡蛎具有高蛋白、低糖、低脂的优点，煲汤或清蒸食用，营养更容易被人体消化吸收。

牡蛎小米粥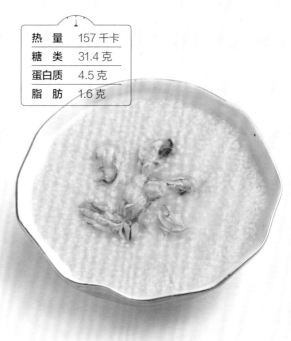

热　量	157 千卡
糖　类	31.4 克
蛋白质	4.5 克
脂　肪	1.6 克

材料　小米 200 克，净牡蛎肉 50 克。

调料　盐 1 克。

做法

1. 小米洗净；牡蛎肉洗净，用盐水浸泡 20 分钟，捞出备用。

2. 锅中倒入清水，加入小米煮粥。

3. 将牡蛎放入小米粥中，继续熬煮至牡蛎熟，加盐调味即可。

牡蛎豆腐汤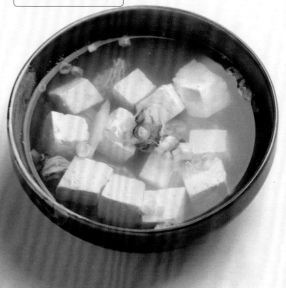

热　量	108 千卡
糖　类	6.1 克
蛋白质	8.4 克
脂　肪	6.0 克

材料　牡蛎肉 100 克，豆腐 300 克。

调料　胡椒粉、葱末、姜片各适量，盐 2 克。

做法

1. 牡蛎肉用少许盐抓洗去杂质，清洗干净，沥干水分；豆腐洗净，切丁待用。

2. 将锅中水烧开，放入牡蛎肉焯烫一下，捞起备用。

3. 再烧开一锅水，倒入豆腐丁、盐、胡椒粉，将牡蛎肉、葱末、姜片入锅，煮至牡蛎肉熟即可。

其他类

● 健康吃油，要控制烹调温度

因为烹调油以不饱和脂肪酸为主，热稳定性低，高温加热易产生有害物质，所以烹调温度要尽量降低。

做菜的适宜油温很容易测定：先扔进去一小片葱白，看看四周会不会冒泡，如果泡太少，说明温度不够；如果泡多而不变色，说明温度合适；如果颜色很快从白变黄，说明温度过高。

● 油盐的用量要严加控制

油和盐是高血压的元凶，高血压人群要严格控制每天油和盐的摄入量。其中，每天烹调油用量 25 ~ 30 克，以植物油为主。食盐用量，高血压患者应控制在 5 克以下；病情较重、有并发症者需控制在 3 克以下。这里的量不仅是每天烹调中所使用的有形油、盐，还包括各类点心、肠类、酱油、蚝油等中的隐形油、盐，一旦饮食中摄入了这些隐形油、盐，就要注意减少烹调中的油盐用量。

● 餐馆用油好不好，热水涮涮就知道

许多人都说外面的菜太油腻，想用热水涮掉一部分。但是否能涮去菜表面上的油，要看炒菜用的是什么油。不新鲜的油很难用水涮掉。新鲜的液态植物油是可以涮掉的，可用这个方法来粗略判断炒菜用油的质量。

● 小心"看不见的油"

人们可能会觉得烹调用油是人一天摄入油的最主要或者说唯一来源，如果这样想就错了。生活中很多食物都含油，按照它们存在的方式可以简单分为"看得见的油"和"看不见的油"。

"看得见的油"是人们从感官上就能判断的，如植物油、动物油以及动物皮，如鸡皮、鸭皮等。而人们常吃的花生、瓜子、核桃、开心果等坚果里含的油就是"看

不见的油"。虽然说这些坚果里面的油是"好"的，但是食用过多也会造成油摄入量超标。

◆ 充分利用葱、姜、蒜、花椒的味道帮助控盐

葱、姜、蒜、花椒，人称"调味四君子"，在高血压患者的日常饮食中可适当加入，不仅能调味、杀菌，还有利于食盐用量的控制。

禽肉多放点蒜	烹调鸡、鸭、鹅等禽肉类时，适当多放些蒜，可使肉更香，且增强降压效果。
肉食多放点花椒	烹制牛肉、羊肉等畜肉时，放些花椒可祛寒、抗菌，还能去腥。
鱼类多放点姜	烹调鱼类时，适当加些生姜，可缓和鱼的寒性，去除腥味。
贝类多放点葱和蒜	烹调贝类时多放葱、蒜，具有解毒抑菌等作用。

◆ 别在汤羹太热时放盐

汤羹温度过高时，人的舌头对咸味的敏感度就会降低，这个时候味道尝起来合适，放至常温时就会偏咸。因此，给汤羹放盐调味时，不妨待汤降到常温后再放。

◆ 高血压患者可以喝茶吗

茶叶中含有咖啡因等物质，能使心率增快、心脏输出量增加而引起血压升高。生活中有些人饮茶后有头晕头痛的反应，可能就是血压升高导致的。

在各类茶叶中绿茶咖啡因含量较低，茶多酚较多。高血压患者可适当饮一些淡绿茶，但不要喝浓茶。

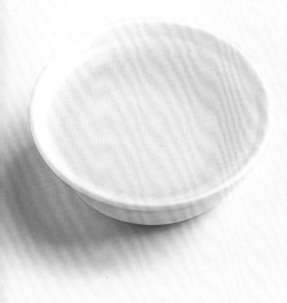

橄榄油

保护心脑血管

热量: 899 千卡 /100 克可食部

降血压营养成分: 单不饱和脂肪酸、多酚类物质

推荐用量: 10 克 / 天

降压最佳吃法: 凉拌

凉拌豇豆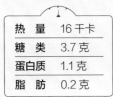

热 量	16 千卡
糖 类	3.7 克
蛋白质	1.1 克
脂 肪	0.2 克

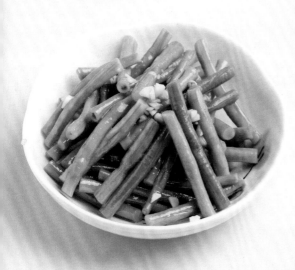

材料 豇豆 150 克。

调料 蒜末、醋各 10 克,盐 2 克,橄榄油 5 克。

做法

1 豇豆去头尾,洗净,入沸水中焯熟,捞出过凉,切成段。

2 将豇豆段倒入盘中,加入蒜末、醋、盐、橄榄油,拌匀即可。

用橄榄油增加鲜味,减少用盐量 ——
高血压患者做菜时,可以用少量橄榄油来增加鲜味,这样可以减少钠的摄入。

土豆沙拉 _{凉菜}

材料 土豆150克，小萝卜、黄瓜各100克。

调料 橄榄油5克，白醋、胡椒粉各适量，盐1克。

做法

1 土豆去皮洗净，切小块，用清水浸泡5分钟，沸水煮熟；小萝卜和黄瓜洗净，切块。

2 将土豆块、小萝卜块、黄瓜块一起放入碗中，加橄榄油、白醋、盐、胡椒粉搅拌均匀即可。

橄榄油不适合高温烹调 ————————

橄榄油中的多酚类，在高温环境下容易被破坏，会降低其营养价值；再加上其中不饱和脂肪酸不稳定，高温下容易形成反式脂肪酸，因此不宜采用油炸、油煎等高温烹调方式。

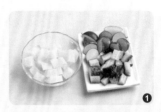

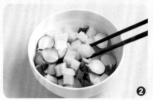

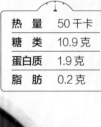

热　量	50千卡
糖　类	10.9克
蛋白质	1.9克
脂　肪	0.2克

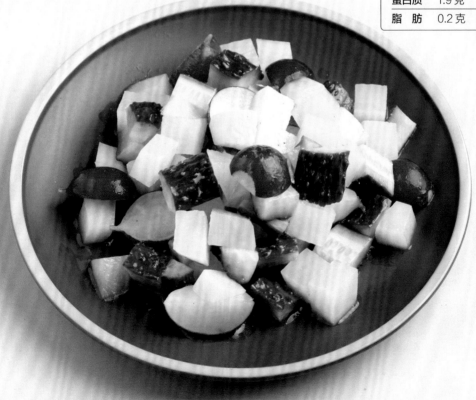

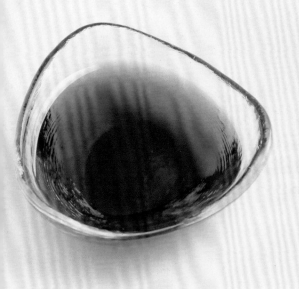

香油

润肠通便

热量: 898 千卡 /100 克可食部

降血压营养成分: 亚油酸

推荐用量: 10 克 / 天

降压最佳吃法: 凉拌

热　量	33 千卡
糖　类	4.1 克
蛋白质	3.4 克
脂　肪	0.3 克

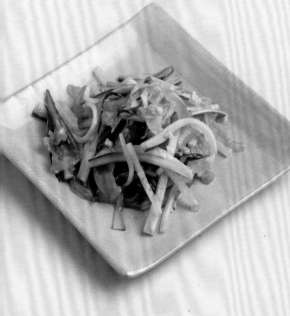

凉拌海蜇

材料　海蜇皮 250 克，黄瓜 100 克。

调料　葱花、蒜末、酱油、香油各 5 克，醋 10 克，辣椒油、白糖，香菜碎各少许。

做法

1　海蜇皮放入清水中浸泡去盐分，洗净，切丝；黄瓜洗净，去蒂，切丝。

2　取盘，放入海蜇丝和黄瓜丝，用葱花、香菜碎、蒜末、酱油、醋、白糖、辣椒油、香油调味即可。

香油适合凉拌

香油高温加热会失去香气，营养物质也会受损，因而适合做凉拌菜。如要炒食，最好在出锅前加入调味。

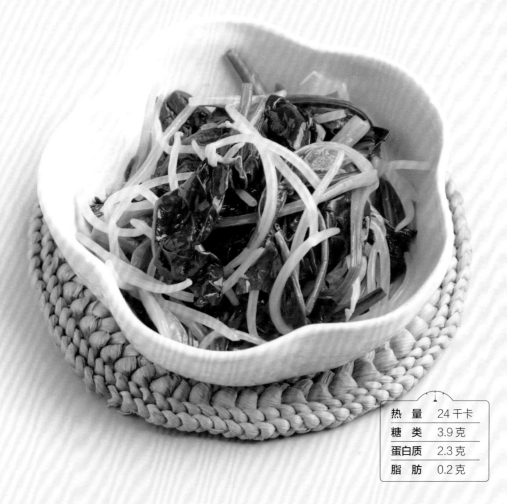

热 量	24 千卡
糖 类	3.9 克
蛋白质	2.3 克
脂 肪	0.2 克

菠菜拌豆芽 原料

材料 菠菜 200 克，绿豆芽 100 克。

调料 醋 3 克，盐 2 克，香油 5 克。

做法

1 菠菜择洗干净，放入沸水中焯 1 分钟，捞出切段；绿豆芽掐头、根，放入沸水中焯 3 分钟。

2 将菠菜、绿豆芽盛入碗中，加入盐、醋、香油，拌匀即可。

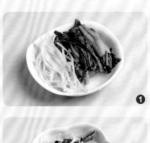
❶

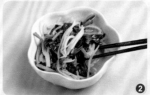
❷

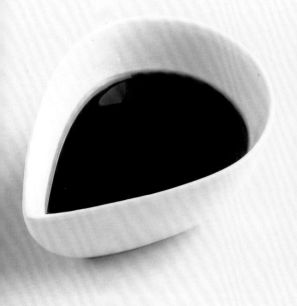

醋

增鲜提味控盐

热量: 31 千卡 /100 克可食部
降血压营养成分: 醋酸、钾
推荐用量: 20 ～ 40 克 / 天
降压最佳吃法: 凉拌

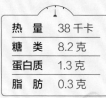

热 量	38 千卡
糖 类	8.2 克
蛋白质	1.3 克
脂 肪	0.3 克

糖醋心里美萝卜 凉菜

材料 心里美萝卜 500 克。
调料 醋 10 克,白糖、香油各 5 克。
做法
1 心里美萝卜洗净,去皮,切丝,放入盘内。
2 取小碗,加入白糖、醋、香油拌匀,制成调味汁,淋入盘中拌匀即可。

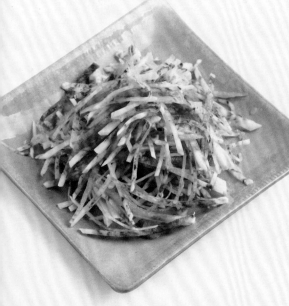

加点醋,增香提味

在烹调菜肴时加少许醋,能使菜肴减少油腻感,且能增加香味,还能促进钙的吸收。

醋熘绿豆芽 热菜

材料　绿豆芽 300 克。

调料　醋、葱丝、姜丝各 5 克，盐、白糖、花椒各
　　　　2 克。

做法

1 绿豆芽洗净后用沸水快速焯一下，捞出过凉，沥干
水分备用。

2 锅中油烧热，放入花椒炝锅，去掉花椒，再放入葱
丝、姜丝爆香。

3 放入绿豆芽用大火快速翻炒，加盐、白糖、醋调味
即可。

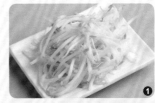

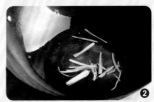

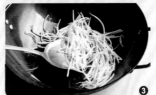

烹调时油盐不宜太多

做这道菜，不要放太多的油和盐，要尽量保持其清淡的口
味和爽脆的特点。

热　量	16 千卡
糖　类	2.6 克
蛋白质	1.7 克
脂　肪	0.1 克

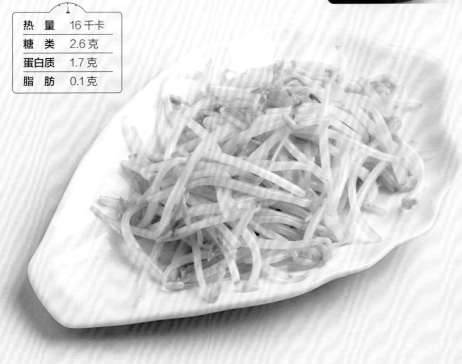

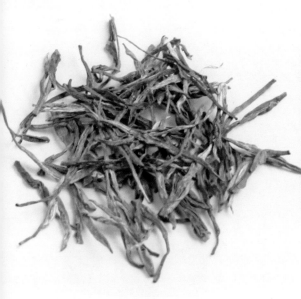

绿茶

清热消肿

热量: 328 千卡 /100 克可食部
降血压营养成分: 茶多酚
推荐用量: 5 ~ 10 克 / 天
降压最佳吃法: 泡饮

热 量	23 千卡
糖 类	3.7 克
蛋白质	1.5 克
脂 肪	0.5 克

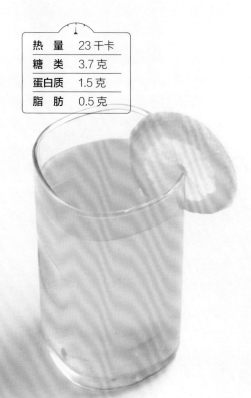

柠檬绿茶 _{饮品}

材料 绿茶 10 克，柠檬半个。
调料 蜂蜜适量。
做法

1 绿茶用开水冲泡，待绿茶泡出味道和颜色后，将茶叶过滤掉；柠檬洗净，去皮除子，挤汁备用。

2 等茶温凉之后，加入柠檬汁和蜂蜜，搅拌均匀即可。

常喝绿茶，抗氧化
绿茶中的茶多酚具有较强的抗氧化作用，能有效抵抗衰老。

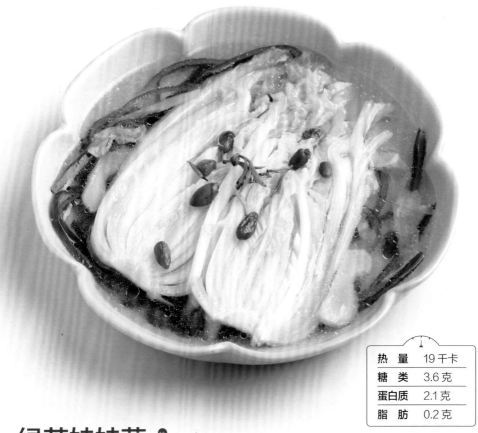

热 量	19 千卡
糖 类	3.6 克
蛋白质	2.1 克
脂 肪	0.2 克

绿茶娃娃菜 🔲热菜

材料 娃娃菜 200 克，绿茶、枸杞子各 5 克，熟海带丝 20 克。

调料 葱段、姜片、胡椒粉各适量，盐 2 克。

做法

1 娃娃菜洗净，焯水过凉；绿茶用开水泡好；枸杞子泡发。

2 锅内倒油烧热，用葱段、姜片炝锅，下娃娃菜、枸杞子炒匀，加水，放盐、胡椒粉调味。

3 熟海带丝放入盘底，上面摆好娃娃菜，滤出炒菜原汤，倒入绿茶水，浇在菜上即可。

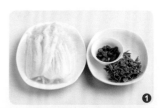

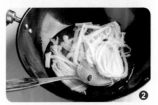

绿茶 + 柠檬，清心、消脂 ——————
绿茶与柠檬一起冲泡后饮用，不仅口感好，还有清心、消脂的作用。

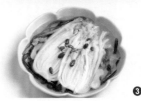

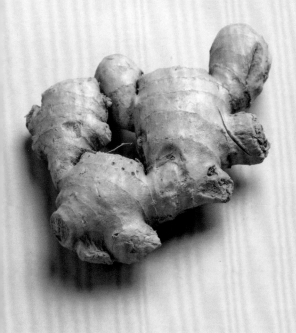

生姜

促进血液循环

热量: 30 千卡 /100 克可食部

降血压营养成分: 姜酚、姜烯酚

推荐用量: 10 克 / 天

降压最佳吃法: 凉拌、煮食

热 量	26 千卡
糖 类	4.2 克
蛋白质	2.3 克
脂 肪	0.3 克

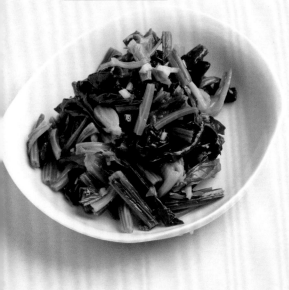

姜汁菠菜 凉菜

材料 生姜 25 克，菠菜 250 克。

调料 盐 3 克，香油 2 克，醋适量。

做法

1 菠菜择洗干净，放入沸水中焯烫 30 秒后捞出过凉，沥干水分，切段；生姜用果汁机打成汁。

2 将菠菜段放盘中，加盐，淋上姜汁、醋和香油拌匀即可。

生姜可扩张血管

生姜中的辣味成分姜酚和姜烯酚可促进血液循环，还可以扩张血管，从而起到降血压的作用。

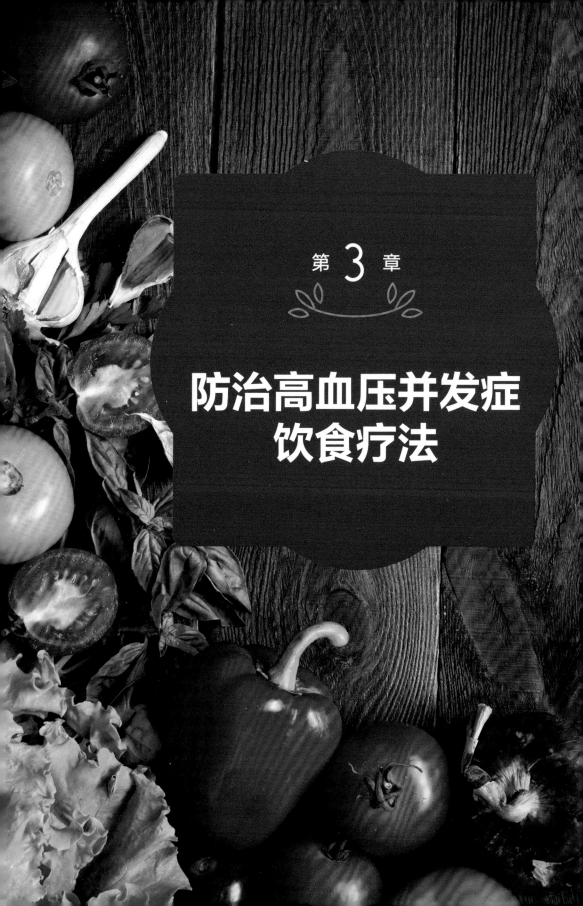

第 **3** 章

防治高血压并发症
饮食疗法

高血压合并糖尿病

高血压和糖尿病经常如影随形，不但使心脑血管的损害雪上加霜，而且容易伤害肾、眼等器官。高血压合并糖尿病的患者除了坚持合理的药物治疗外，还应配合合理、科学的饮食和生活护理。

增加富含膳食纤维的蔬菜，控制全天总热量

罹患糖尿病以后，必须严格控制每日总热量摄入，以维持理想体重或标准体重。

增加富含膳食纤维的蔬菜，如芥蓝、苋菜、芹菜、菠菜、白菜等。因为膳食纤维进入人体后吸水膨胀，能延缓食物中葡萄糖的吸收，避免餐后血糖升高过快，还能增强饱腹感，减少热量摄入，有助于糖尿病患者控制体重和热量摄入。

主食要精中有粗，适量摄入薯类

精白米面等属于精制碳水化合物食物，进入人体后可迅速升高血糖，长期大量食用，对血糖调控不利，还会引发肥胖。因此，高血压合并糖尿病患者应多以粗粮和豆类为主食，注意粗细搭配，如在精白米面中加小米、黑米、高粱米、豆类等，同时适当增加薯类，如红薯、山药、芋头等。需要注意的是，薯类宜采取蒸、煮的方式，不宜煎炸，以免摄入过多油脂。

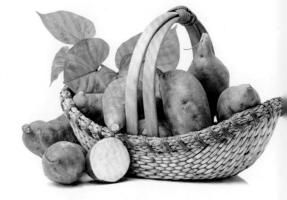

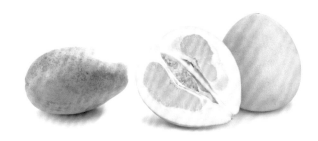

选择血糖生成指数（GI）低的食物

血糖生成指数在 55 以下的食物是低血糖生成指数食物。这类食物在胃肠停留时间长，葡萄糖进入血液后峰值低，不易引起血糖波动。常见的低 GI 主食有荞麦、薏米、黄豆、绿豆等，每餐选用一两种血糖生成指数值较低的食物，对控制血糖非常有益。

水果可以吃，每日不多于 150 克

水果含有大量的维生素、膳食纤维和矿物质，这些对糖尿病患者是有利的，所以在血糖控制较好的前提下可适当吃水果。但要选糖分低的低 GI 水果，比如橙子、柚子、梨等，而且要控制摄入量。血糖控制稳定的高血压合并糖尿病患者每天可以吃 100 ~ 150 克水果，且最好在两餐之间作为加餐吃。

甜食要限制，警惕"无糖食品"

避免食用糖果、含糖饮料、蛋糕等甜食，因为这些食物中含有过多简单糖，进入人体后会很快被吸收，导致血糖骤升。但是"无糖"只是说不含有日常所吃的白糖（蔗糖），并不保证没有葡萄糖等其他糖。

有些号称"无糖"的食品是用玉米糖浆、麦芽糖浆之类作为甜味来源，而它们升高血糖的速度可能比蔗糖更快。例如，"无糖月饼"虽然不含蔗糖，但其主要成分是淀粉和脂类，热量非常高，进食后血糖明显升高，切不可当成放心食品来食用。

杂粮饭 主食

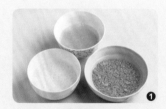

材料 大米、糙米、小米、红豆、绿豆各 30 克。

做法

1 大米、小米分别洗净，大米用水浸泡 30 分钟；糙米洗净，用水浸泡 2 小时。

2 红豆、绿豆混合洗净，用清水浸泡 5 小时。

3 将大米、小米、糙米、红豆、绿豆倒入电饭锅中，加适量水，摁下"蒸饭"键，蒸至电饭锅提示米饭蒸好即可。

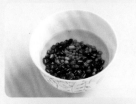

淘米次数不宜过多

淘米次数不宜过多，更不宜用手搓洗，否则会造成营养成分大量流失。

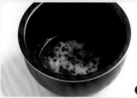

热 量	171 千卡
糖 类	35.3 克
蛋白质	6.6 克
脂 肪	0.8 克

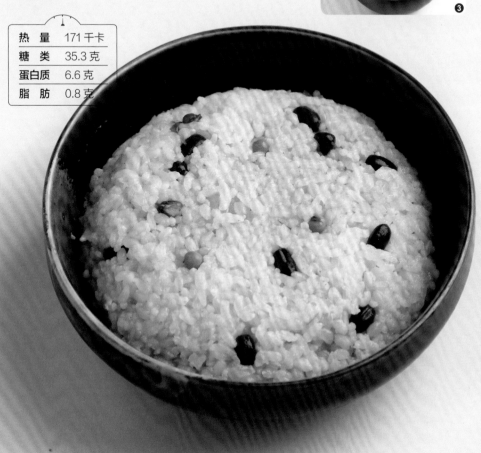

凉拌生菜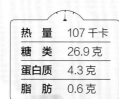

热 量	16 千卡
糖 类	3.1 克
蛋白质	1.0 克
脂 肪	0.1 克

材料 圆生菜 200 克。

调料 葱花、蒜蓉各 5 克,盐、香油各 2 克。

做法

1 将圆生菜洗净,沥干水分,撕成片。

2 将洗好的生菜放入大碗中,加入盐、蒜蓉、葱花、香油拌匀即可。

生菜适合用手撕成大片

生菜用手撕成大片,吃起来会比刀切的口感更佳,营养保留也更完整。

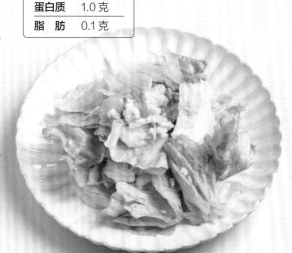

热 量	107 千卡
糖 类	26.9 克
蛋白质	4.3 克
脂 肪	0.6 克

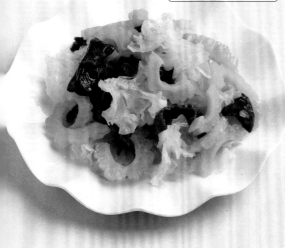

双耳炝苦瓜 凉菜

材料 苦瓜 150 克,水发木耳、水发银耳各 100 克。

调料 葱花 3 克,盐 2 克。

做法

1 银耳和木耳洗净,撕成小朵,入沸水中焯透,捞出;苦瓜洗净,去蒂除子,切片,用沸水焯烫,过凉水;取盘,放入木耳、银耳和苦瓜片,加盐拌匀。

2 炒锅置火上,倒入适量植物油,待油温烧至七成热,放入葱花炒香,关火,将油淋在木耳、银耳和苦瓜片上,拌匀即可。

高血压合并痛风

高尿酸血症会引发痛风，高血压患者如果发现尿酸轻度升高，可以通过调整饮食来减少嘌呤的摄入量，使尿酸降低；尿酸中度升高者需要控制饮食和采取药物治疗的方式稳定尿酸值。

亲近低嘌呤，适量中嘌呤，远离高嘌呤

按食物嘌呤含量的高低，通常把食物分为高嘌呤、中嘌呤、低嘌呤三类，高血压合并痛风患者的饮食总原则是低嘌呤食物可以放心食用，中嘌呤食物适量食用，高嘌呤食物避免食用。

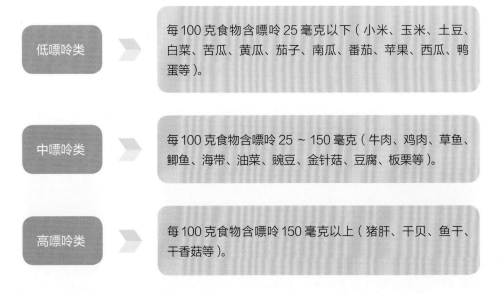

低嘌呤类 ➤ 每100克食物含嘌呤25毫克以下（小米、玉米、土豆、白菜、苦瓜、黄瓜、茄子、南瓜、番茄、苹果、西瓜、鸭蛋等）。

中嘌呤类 ➤ 每100克食物含嘌呤25～150毫克（牛肉、鸡肉、草鱼、鲫鱼、海带、油菜、豌豆、金针菇、豆腐、板栗等）。

高嘌呤类 ➤ 每100克食物含嘌呤150毫克以上（猪肝、干贝、鱼干、干香菇等）。

虽然高血压合并痛风患者应以低嘌呤食物为主，但要注意，长期过度低嘌呤饮食会导致营养不良（通常素食嘌呤含量较低），因此要适量吃些中嘌呤食物。处于痛风缓解期的患者可从中嘌呤类食物中选用一份动物性食物和一份蔬菜，但每次动物性食物食用量不宜过多。

虽然从饮食中摄入的嘌呤只占体内总嘌呤的 20%，但高尿酸不仅会导致痛风，还会导致肾病，因此无论是痛风急性期还是缓解期，均应避免摄入高嘌呤食物。

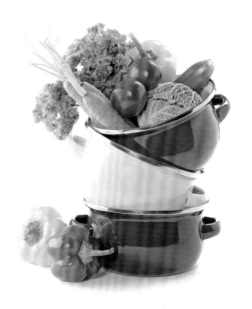

首选凉拌菜和蒸煮菜

为了少油少盐，增加维生素，减少嘌呤摄入量，高血压合并痛风患者的饮食建议多采用凉拌、清蒸、水煮等烹饪方法。

蔬菜中含有丰富的膳食纤维和维生素 C，有助于调节体内尿酸水平。烹调方式应尽量用凉拌，不要放太多油盐。鱼以清蒸为好，因为烹调温度较低，能很好地保留鱼肉中的营养成分。肉类水煮在于保持菜的原味（这里的"水煮"和"水煮牛肉"中的"水煮"不是一个概念。这里的"水煮"是用白水或淡盐水直接煮制），同时煮肉时不加入酱油，可以避免摄入过多盐分。肉类水煮后去汤再加调味汁蘸食，或者夹在馒头、烧饼中食用。

合理选择粗粮

因为粗粮比细粮中含有更多的嘌呤，所以过去认为血尿酸高或痛风患者应少吃粗粮。但近年来研究发现，植物性嘌呤不会诱发痛风，而且粗粮中含有更多的膳食纤维、钾、B 族维生素等营养物质，这些对降血压有益。所以高血压合并痛风的患者对于粗粮的选择不用严格限制，只要痛风急性期避免摄入过多中嘌呤粗粮食品即可。

凉拌苦瓜 凉菜

材料 苦瓜 200 克。

调料 盐 3 克，香油 5 克，花椒少许。

做法

1 苦瓜洗净，切片，焯熟，沥干。

2 锅置火上，放油烧热，放入花椒爆香，将烧好的花椒油淋在苦瓜上，加盐、香油拌匀即可。

可加适量花椒

在烹调此菜时，加适量花椒可以有效去除苦瓜的苦味。

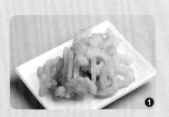

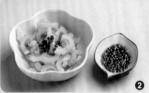

热 量	15 千卡
糖 类	3.3 克
蛋白质	0.7 克
脂 肪	0.1 克

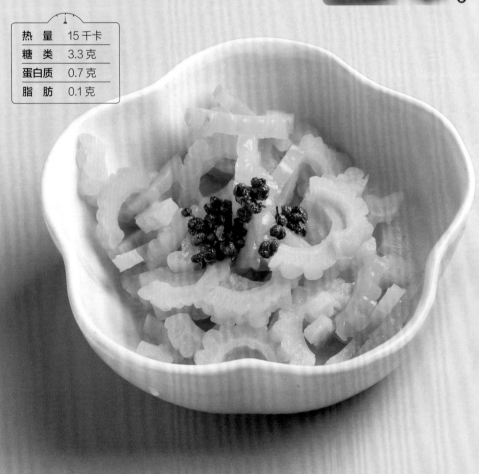

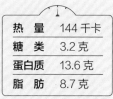

热 量	144 千卡
糖 类	3.2 克
蛋白质	13.6 克
脂 肪	8.7 克

热 量	54 千卡
糖 类	11.2 克
蛋白质	2.4 克
脂 肪	0.2 克

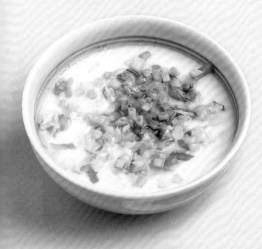

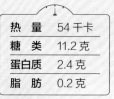

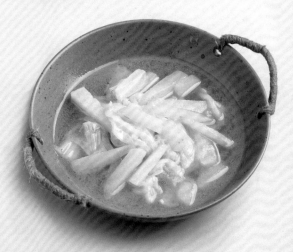

蔬菜蒸蛋 热菜

材料 鸡蛋 3 个（180 克），白菜叶、小油菜各 50 克。

调料 葱末 10 克，酱油 3 克，盐 2 克，香油少许。

做法

1 白菜叶、小油菜择洗干净，切碎；鸡蛋洗净，磕入碗中，打散，加入适量凉白开，加盐和菜碎搅拌均匀。

2 蒸锅置火上，倒入适量清水，放入搅拌好的鸡蛋液隔水蒸，大火烧开后转小火蒸 8 分钟，取出，撒上葱末，淋上酱油和香油即可。

蒸蛋妙招 ————

加水量和鸡蛋的比例为 1：1，这样蒸出来的蛋口感较嫩。

土豆白菜汤 汤羹

材料 白菜叶 200 克，土豆 150 克。

调料 葱段少许，盐 4 克，香油 2 克。

做法

1 将土豆削皮，切成条，洗净沥干；白菜叶洗净，撕成片。

2 锅中放油烧热，下入葱段煸炒片刻，放入土豆条煸炒，添加适量开水，大火烧开后加入白菜叶，煮至白菜软烂，加入盐、香油调味即可。

白菜 + 土豆，加速尿酸排泄 ————

白菜和土豆的嘌呤含量很低，而且都含有丰富的维生素 C 和钾，二者搭配煮汤，有利尿作用，可加速尿酸排泄。

高血压合并血脂异常

高血压与血脂异常密切相关，血脂的增高往往会加重原有高血压症状，因此人们有趣地称其为一对"难兄难弟"。高血压合并血脂异常除了药物治疗外，饮食调理也非常重要。

减少动物性脂肪的摄入

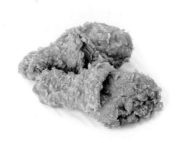

饱和脂肪酸会加剧动脉粥样硬化，所以高血压合并血脂异常患者应减少饱和脂肪酸的摄入，如猪油、肥羊、肥牛、肥鸭等要少吃，将饱和脂肪摄入量控制在每天总热量的 10% 以下较为合理。每日烹调用油宜选用植物油，用量控制在 25 克以下，避免油炸、油煎、重油的食物。

选择富含不饱和脂肪酸的食物

不饱和脂肪酸能够降低血液中坏胆固醇和甘油三酯的水平，帮助降低血液黏度，促进血液循环。而植物油中不饱和脂肪酸含量较高，非常适合高血压合并血脂异常患者食用。

晚餐要吃七成饱

晚餐要少吃，以七成饱为宜。饮食过饱易引起消化不良，使膈肌上移，影响心肺的正常功能和活动。另外，消化食物需要大量的血液集中到消化道，心、脑供血相对减少，极易引发脑卒中。

食物选择坚持"三低一高"

高血压合并血脂异常者在日常饮食中应坚持"三低一高"，即低脂、低糖、低盐、高膳食纤维。

低脂

限制脂肪的摄入，首先饮食要清淡，尽量避免吃肥肉、动物内脏、奶油、油腻的汤、动物皮等。同时，多食洋葱、大蒜、山楂、香菇、木耳、大豆制品等。适当吃鱼类、去皮禽肉等低脂且富含优质蛋白质的食物。每日烹调用油宜控制在 25 克以内，宜选用大豆油、玉米油、菜籽油等烹饪菜肴。

低糖、低盐

摄入过多糖分，会在体内转化成脂肪，加重高血压症状，也会使体内胆固醇增加，促进动脉硬化形成。适当减少盐摄入有助于降血压。所以高血压合并血脂异常者要远离过甜、过咸的食物，如蛋糕、巧克力威化饼干、咸鸭蛋、泡菜、酱菜、腊肉等。轻度高血压患者每天可摄取 5 克盐，中、重度高血压患者每日盐摄入量应控制在 3 克内。

高膳食纤维

膳食纤维具有调节糖类和脂类代谢的作用，能结合胆汁酸，避免其合成胆固醇沉积在血管壁上而升高血压。同时膳食纤维还能促进钠的排出，有助于降血压。

高血压合并血脂异常者可在日常饮食中增加高膳食纤维食物的摄取，提倡吃粗制谷薯类食物，如糙米、红薯、小米、燕麦、荞麦等，增加蔬菜摄入量，可促进肠胃蠕动，有利于胆固醇和钠盐的排出。

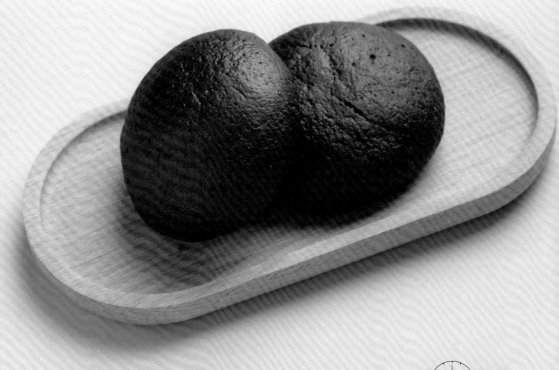

热　量	177 千卡
糖　类	36.7 克
蛋白质	5.7 克
脂　肪	1.0 克

黑米面馒头 主食

材料　面粉 100 克，黑米面 50 克，酵母适量。

做法

1. 酵母用温水化开调匀；面粉和黑米面倒入盆中，慢慢地加酵母水和适量清水搅拌均匀，揉成光滑的面团。

2. 将面团平均分成若干小面团，制成馒头生坯，醒发 30 分钟，放入蒸锅中蒸 20 ~ 30 分钟即可。

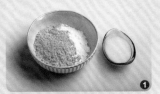

温水和面更易发酵　——

水温在 28 ~ 30℃有助于发酵。家里如果没有食品用温度计时，可用手来感觉，不烫手的温度就行。

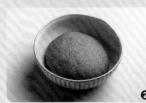

南瓜鲜虾藜麦沙拉 凉菜

热 量	84 千卡
糖 类	3.1 克
蛋白质	15.6 克
脂 肪	1.1 克

材料 藜麦 5 克，虾仁、南瓜、生菜各
100 克。

调料 盐、橄榄油、黑胡椒、醋各适量。

做法

1 藜麦洗净，浸泡 4 小时，煮熟，捞出
沥干；南瓜去皮、去瓤，洗净，切成
厚片；生菜洗净；虾仁去虾线，洗净，
焯熟。

2 将处理好的藜麦、虾仁、南瓜片、生
菜放入盘中，加盐、橄榄油、黑胡椒、
醋拌匀即可。

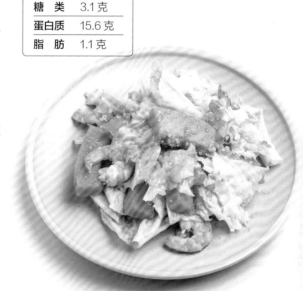

魔芋烧肉 热菜

热 量	165 千卡
糖 类	40.2 克
蛋白质	12.5 克
脂 肪	3.2 克

材料 魔芋、猪瘦肉各 150 克。

调料 姜末、蒜末各 5 克，酱油 3 克，
豆瓣酱 4 克。

做法

1 猪瘦肉洗净，切丝；魔芋用沸水焯烫
一下，捞出，过凉，切条。

2 锅置火上，倒油烧至六成热，加姜末
和豆瓣酱炒香，放入肉丝煸熟，下入
魔芋条快速翻炒几下，加酱油和蒜末
调味即可。

蒜末要在起锅前放入 ——

起锅前放入蒜末，菜肴的蒜香味更浓郁。

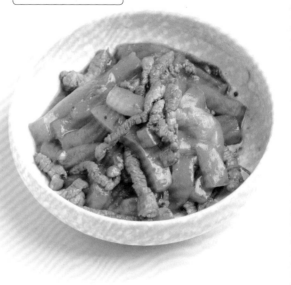

高血压合并冠心病

高血压是诱发冠心病的危险因素，高血压患者中有相当一部分人同时患有冠心病。高血压和冠心病的发生、发展都与饮食、生活方式等密切相关，合理的饮食习惯在高血压合并冠心病的防治中有重要意义，可避免心脑血管疾病的发生和发展。

每天摄入胆固醇 < 200 毫克

饮食中应控制胆固醇的量。每天胆固醇的摄入量应少于 200 毫克，动物内脏、肥肉、奶油等富含胆固醇的食物要少吃或不吃。

应常吃些海带、紫菜等海藻类食物，海藻中的植物固醇有助于降胆固醇。

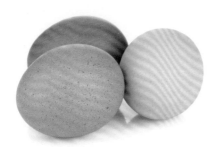

1 个鸡蛋中的胆固醇含量大约为 300 毫克，高血压合并冠心病者应控制鸡蛋的摄入量，每周 3 ~ 4 个即可。

饮食宜清淡，限制脂肪的摄入

每日盐的摄入量应在 5 克以下，少吃或不吃肥肉、黄油、猪油等含动物脂肪较多的食物。每日烹调用油 (植物油) 应不超过 25 克。

选富含油酸的食用油和富含多不饱和脂肪酸的海鱼

如果经济条件允许，烹调用油可以选择橄榄油、茶油等含油酸高的油，有利于调节血脂。

海鱼富含多不饱和脂肪酸，能够促进脂质代谢，降低血清胆固醇水平，还能防止冠状动脉痉挛和动脉粥样硬化。金枪鱼、鳕鱼、三文鱼等都是不错的选择，建议每周吃 1 ~ 2 次。

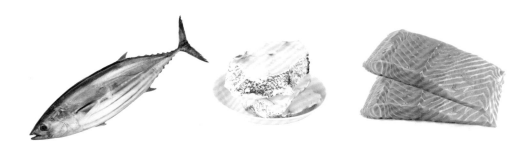

多吃富含钾和维生素 C 的蔬果

钾能排出体内多余的钠盐，从而防止血压升高。维生素 C 能促进胆固醇生成胆汁酸，从而降低血胆固醇，保护血管壁。可选择土豆、西蓝花、香蕉、梨、番茄等富含钾和维生素 C 的蔬果。

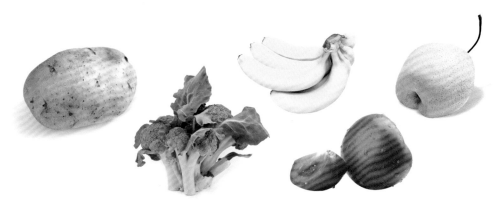

花生雪梨粥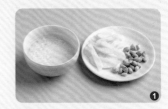

材料 大米、雪梨各 100 克，花生米 30 克。

做法

1 大米淘洗干净，浸泡 30 分钟；雪梨洗净，去皮及核，切条；花生米去杂，洗净。

2 将大米倒入锅中，加水、花生米煮沸，煮至米烂粥稠，加梨条稍煮即可。

花生以炖煮食用最佳 ————

花生炖煮不但入口即熟，容易消化；炖煮也能避免花生的营养成分在烹调过程中大量流失或受到破坏。

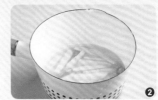

热 量	199 千卡
糖 类	34.6 克
蛋白质	5.4 克
脂 肪	4.8 克

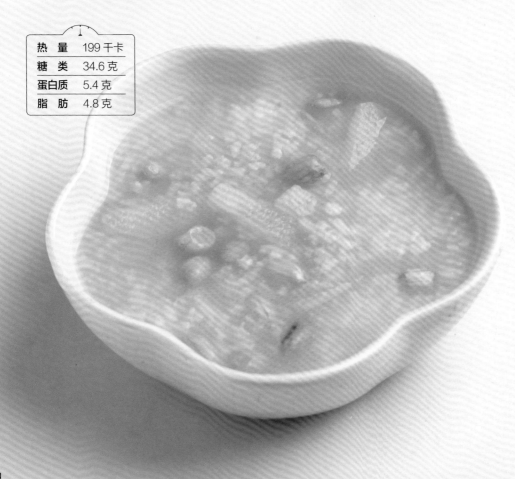

彩椒炒玉米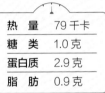

材料 嫩玉米粒 200 克，柿子椒、红甜椒各 40 克。

调料 葱花、盐各 3 克。

做法

1 玉米粒洗净；柿子椒、红甜椒洗净，去蒂除子，切丁。

2 锅置火上，倒入植物油烧热，待油烧至七成热，放葱花炒香，倒入嫩玉米粒翻炒均匀，淋入适量清水烧至玉米粒熟透。

3 放入柿子椒丁、红甜椒丁翻炒均匀，用盐调味即可。

热　量	79 千卡
糖　类	1.0 克
蛋白质	2.9 克
脂　肪	0.9 克

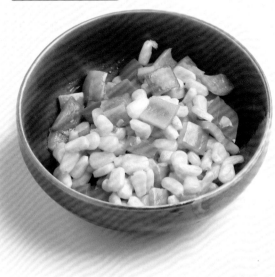

玉米 + 彩椒，促便、抗氧化 ——————

玉米和彩椒富含维生素 C、胡萝卜素、钾、膳食纤维，有促便、抗氧化和调脂作用。

醋熘白菜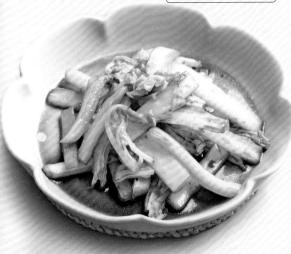

热　量	27 千卡
糖　类	4.5 克
蛋白质	2.1 克
脂　肪	0.3 克

材料 白菜帮 400 克。

调料 葱丝、姜丝、蒜末各 5 克，醋 6 克，盐 2 克，干辣椒 2 个。

做法

1 白菜帮洗净，切条；干辣椒切段。

2 锅内倒油烧热，爆香葱丝、姜丝、蒜末、干辣椒段，倒入白菜帮翻炒软。

3 放盐和醋翻炒均匀即可。

白菜可帮助身体排出多余胆固醇 ——————

白菜富含维生素 C 和膳食纤维，能降低体内胆固醇，增加血管弹性，有益于预防高血压并发冠心病。

高血压合并肾功能不全

高血压与肾脏的关系较为密切。肾脏疾病如果得不到有效控制，就会引起高血压。反过来，如果血压控制不好，又可以引起肾脏损害。高血压合并肾功能不全患者的饮食应以保护肾功能、预防肾功能进一步减退为主。

限制蛋白质的摄入量

高血压合并肾功能不全者需限制蛋白质的摄入量，一般为每日 30 ~ 50 克，以减轻肾脏负担，且应摄入优质动物性蛋白质食物，如鱼肉、精瘦肉、鸡蛋白、乳制品等。

保证机体的热量需求

欲使摄入的蛋白质获得最大利用效果，不使其转化为热量消耗掉，在采取低蛋白饮食的同时，还必须补充热量。每日每千克体重至少需 35 千卡的热量。可适当增加植物油、碳水化合物类主食的摄入。

钙、铁的摄入要充足

肾功能不全者由于肾小球基膜通透性增加，除丢失白蛋白以外，还会丢失与蛋白结合的某些元素及激素。钙流失会导致骨质疏松，发生低钙血症，因此高血压合并肾功能不全者应适当进食奶类及奶制品。铁元素是造血的主要原料，补铁相当于补血。铁流失容易引起头晕耳鸣、乏力疲倦、免疫力低下等，因此高血压合并肾功能不全者应适当进食胡萝卜、木耳、动物血等食物。

忌摄入过多的钾

肾功能不全时，肾小管的再吸收功能减弱，肾脏清除率减低，多吃高钾食物易造成血钾蓄积，出现乏力、心律失常等。血钾升高者要少吃钾离子含量高的食物，如红豆、香蕉等。另外，无盐酱油含钾高，不宜食用。

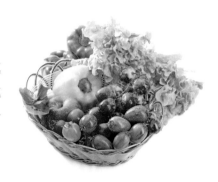

忌吃咸菜、咸肉等高盐食物

当肾功能不全时，无法将体内过多的钠离子排出体外，造成高血压、水肿、腹水、肺积水，增加心脏负担，日久易导致心力衰竭。所以要忌吃咸菜、咸肉、榨菜、酱油、味精、番茄酱等高盐食物，食盐用量每天控制在 3 克以内。

虽然低钠盐可以减少钠的摄入，但是因为低钠盐中往往含有较多的钾，因此肾功能不全者不宜选用低钠盐，可以通过少放盐、多用醋调味等方式来减少钠的摄入。

避免一次性大量喝水

当肾功能不全且排尿减少时，水分会蓄积在体内，使心脏和血管的负荷增加，造成全身水肿、体重增加、咳嗽、呼吸急促等，也不利于高血压的控制。因此，水分摄入宜适量，避免一次性喝大量的水，以保证不渴为基本原则。

牛奶燕麦粥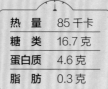

热 量	85 千卡
糖 类	16.7 克
蛋白质	4.6 克
脂 肪	0.3 克

材料 脱脂牛奶 1 袋（约 250 克），原味燕麦片 50 克。

调料 冰糖 3 克。

做法

1 燕麦片放清水中浸泡 30 分钟。

2 锅置火上，倒入适量清水，大火烧开，加燕麦片煮熟，关火，再加入牛奶拌匀，最后调入冰糖即可。

原味燕麦片更健康

燕麦最好选择没有加工过的原味燕麦，这样能最大限度地保留其营养成分。

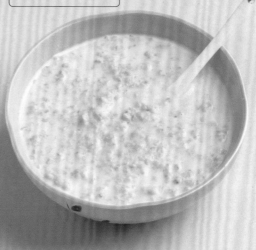

热 量	13 千卡
糖 类	2.9 克
蛋白质	0.5 克
脂 肪	0.2 克

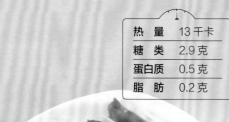

微波茄汁冬瓜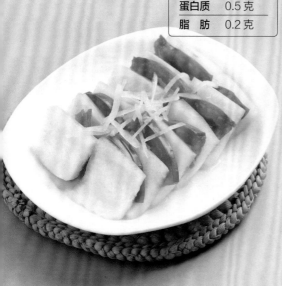

材料 冬瓜 300 克，番茄 1 个（200 克）。

调料 盐少许，姜丝适量。

做法

1 冬瓜洗净，去皮去子，切片；番茄洗净，切片备用。

2 将盐加纯净水调成味汁。

3 冬瓜片放在微波器皿中，在冬瓜片缝隙间摆好番茄片，撒姜丝，加味汁，覆盖保鲜膜，扎几个小孔，大火微波 10 ~ 12 分钟即可。

冬瓜 + 番茄，降血脂、预防肥胖

这道菜能促进新陈代谢，有助于阻止体内脂肪的堆积，适合肥胖的高血压患者食用。

洋葱炒土豆片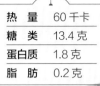

材料　洋葱 250 克，土豆 100 克。

调料　姜丝、盐各 2 克。

做法

1. 洋葱剥去皮，洗净，切丝；土豆洗净，去皮，切片。

2. 炒锅置火上，倒入适量植物油，待油烧至七成热，放入姜丝炒出香味。

3. 倒入土豆片翻炒均匀，加适量水烧熟，放入洋葱丝炒熟，用盐调味即可。

怎样切洋葱不辣眼睛 ————————

切洋葱前先将其放水中浸泡一会儿，就不会辣眼睛了。

热　量	60 千卡
糖　类	13.4 克
蛋白质	1.8 克
脂　肪	0.2 克

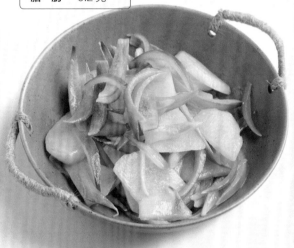

玉米面馒头

材料　面粉 150 克，玉米面 100 克，酵母粉 6 克。

做法

1. 酵母粉加入适量水化开，倒入装有玉米面、面粉的盆中搅拌，然后倒入适量水搅匀，揉成光滑的面团，盖保鲜膜，放温暖处发酵至原体积 2 倍大。

2. 发酵好的面团放在案板上再次揉匀，完全排气，搓成长粗条，分成小剂，揉圆成馒头生坯。

3. 放入铺好湿布的蒸屉上醒发 20 分钟，大火烧开后转中火蒸 15 分钟，关火闷 5 分钟即可。

热　量	296 千卡
糖　类	63.2 克
蛋白质	9.0 克
脂　肪	1.4 克

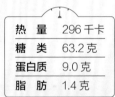

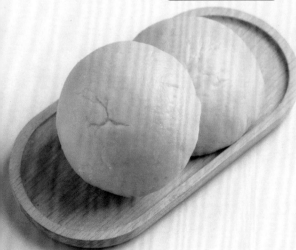

高血压合并脑卒中

脑卒中又叫中风、脑血管意外，是由高血压和动脉硬化引起脑血管损害的一种疾病。高血压是脑卒中最重要的危险因素，血压升高且长时间得不到控制，就会引起脑动脉硬化、管腔变窄或闭塞，导致脑卒中。脑卒中是高血压患者致死、致残的主要原因，严重威胁患者的生命安全。

限制脂肪和胆固醇的摄入

猪油、牛油、奶油等动物脂肪和蛋黄、鱼子、动物内脏、肥肉等胆固醇含量高的食物，高血压患者要限量摄入，这些食物会加重动脉硬化，易诱发脑卒中。

补充优质蛋白质

适量食用含优质蛋白质的食物，不仅对维持血管弹性有益，还能促进钠盐的排泄，有利于预防脑卒中的发生。富含优质蛋白质的食物有鱼肉、去皮禽肉、奶制品、大豆及其制品等。

控制总热量

控制总热量的摄入，保持适宜体重。碳水化合物是热量的主要来源，每天碳水化合物的摄入量应占总热量的 50% ~ 65%。尽量减少精加工谷物，如白米、面粉等，应当选择全谷物；可用土豆、玉米等代替部分主食。

补充膳食纤维，预防便秘

膳食纤维有助于促进肠蠕动、预防便秘，减轻高血压合并脑卒中患者用力排便导致意外。平时多摄入绿叶菜、全谷类食品、菌藻类，适当摄入黑芝麻、核桃等坚果，以及猕猴桃、西梅等水果，将有助于控血压、促排便。

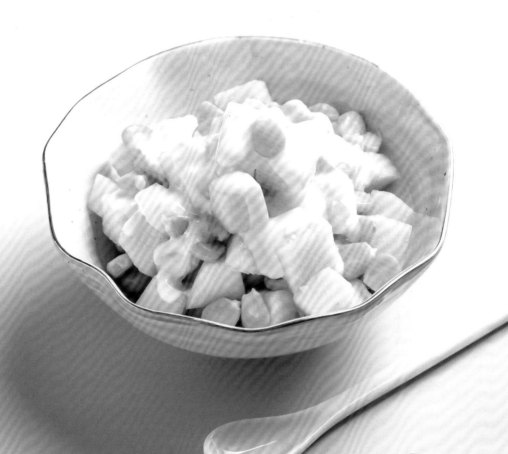

玉米苹果沙拉 凉菜

热 量	145 千卡
糖 类	33.6 克
蛋白质	3.4 克
脂 肪	1.0 克

材料 苹果、熟玉米粒各 100 克，柠檬半个（50 克），
酸奶 50 克。

调料 盐、白胡椒粉、黑胡椒碎各 5 克。

做法

1 柠檬挤汁；苹果洗净，去皮、核，切丁，放入加盐
和柠檬汁的冰水中浸泡 3 ~ 5 分钟，沥干备用。

2 将酸奶放入容器中，加苹果丁、熟玉米粒一起搅拌
均匀，加调料调味即可。

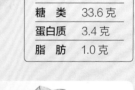

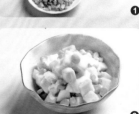

玉米 + 苹果，促便、降压 ————

玉米含有丰富的膳食纤维，苹果含钾丰富，两者搭配做成
沙拉，可辅治高血压。

热 量	170 千卡
糖 类	2.4 克
蛋白质	26.6 克
脂 肪	6.3 克

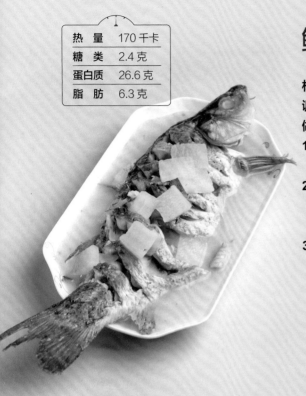

鲤鱼炖冬瓜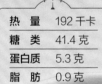

材料 净鲤鱼1条（450克），冬瓜200克。
调料 姜片、葱段、盐、醋各适量。
做法

1 鲤鱼洗净，打花刀；冬瓜去皮、瓤，洗净，切片。

2 锅内加油烧热，放入鲤鱼略煎，再放葱段、姜片、冬瓜片，加水没过食材，大火煮沸后放醋继续炖煮。

3 出锅前放入少许盐，转小火炖至入味即可。

热 量	192 千卡
糖 类	41.4 克
蛋白质	5.3 克
脂 肪	0.9 克

薏米山药粥

材料 薏米、大米各80克，山药30克。
做法

1 薏米、大米分别洗净，薏米用水浸泡4小时，大米用水浸泡30分钟；山药洗净，去皮，切丁。

2 锅置火上，倒入适量清水烧开，放入薏米大火煮沸，加入山药丁、大米，转小火熬煮至山药及米粒熟烂即可。

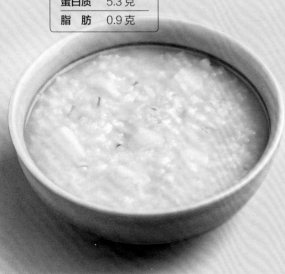